现代著名老中医名著重刊

常见病验方选编
中医验方汇编第一辑

中医研究院　主编

人民卫生出版社

图书在版编目（CIP）数据

常见病验方选编 中医验方汇编第一辑 / 中医研究院主编 . —北京：人民卫生出版社，2012.1
ISBN 978-7-117-15210-5

I.①常… II.①中… III.①常见病 – 验方 – 汇编
IV.①R289.5

中国版本图书馆 CIP 数据核字（2011）第 248288 号

人卫智网　www.ipmph.com　医学教育、学术、考试、健康，
　　　　　　　　　　　　　　购书智慧智能综合服务平台
人卫官网　www.pmph.com　人卫官方资讯发布平台

现代著名老中医名著重刊丛书
第 七 辑
常见病验方选编
中医验方汇编第一辑

主　　编：中医研究院
出版发行：人民卫生出版社（中继线 010-59780011）
地　　址：北京市朝阳区潘家园南里 19 号
邮　　编：100021
E - mail：pmph @ pmph.com
购书热线：010-59787592　010-59787584　010-65264830
印　　刷：北京虎彩文化传播有限公司
经　　销：新华书店
开　　本：850×1168　1/32　印张：10
字　　数：196 千字
版　　次：2012 年 1 月第 1 版　2023 年 11 月第 1 版第 6 次印刷
标准书号：ISBN 978-7-117-15210-5
定　　价：24.00 元

打击盗版举报电话：010-59787491　E-mail：WQ @ pmph.com
（凡属印装质量问题请与本社市场营销中心联系退换）

出版说明

　　自 20 世纪 60 年代开始,我社先后组织出版了一些著名老中医经验整理著作,包括医案、医论、医话等。半个世纪过去了,这批著作对我国现代中医学术的发展发挥了积极的推动作用,整理出版著名老中医经验的重大意义正在日益彰显。这些著名老中医在我国近现代中医发展史上占有重要地位。他们当中的代表如秦伯未、施今墨、蒲辅周等著名医家,既熟通旧学,又勤修新知;既提倡继承传统中医,又不排斥西医诊疗技术的应用,在中医学发展过程中起到了承前启后的作用。他们的著作多成于他们的垂暮之年,有的甚至撰写于病榻之前。无论是亲自撰述,还是口传身授,或是由其弟子整理,都集中反映了他们毕生所学和临床经验之精华。诸位名老中医不吝秘术,广求传播,所秉承的正是力求为民除瘼的一片赤诚之心。诸位先贤治学严谨,厚积薄发,所述医案,辨证明晰,治必效验,具有很强的临床实用性,其中也不乏具有创造性的建树;医话著作则娓娓道来,深入浅出,是学习中医的难得佳作,为不可多得的传世之作。

　　由于原版书出版的时间已久,尽已很难见到,部分著作甚至已成为中医读者的收藏珍品。为促进中医临床和中医学术水平的提高,我社决定将部分具有较大影响力的名医名著编为《现代著名老中医名著重刊丛书》并分辑出版,以飨读者。

第一辑　收录 13 种名著

《中医临证备要》　　　　　《施今墨临床经验集》

《蒲辅周医案》　　　　　　《蒲辅周医疗经验》

《岳美中论医集》　　　　　《岳美中医案集》

《郭士魁临床经验选集——杂病证治》

《钱伯煊妇科医案》　　　　《朱小南妇科经验选》

《赵心波儿科临床经验选编》《赵锡武医疗经验》

《朱仁康临床经验集——皮肤外科》

　　　　　　　　　　　　　《张赞臣临床经验选编》

第二辑　收录 14 种名著

《中医入门》　　　　　　　《章太炎医论》

《冉雪峰医案》　　　　　　《菊人医话》

《赵炳南临床经验集》　　　《刘奉五妇科经验》

《关幼波临床经验选》　　　《女科证治》

《从病例谈辨证论治》　　　《读古医书随笔》

《金寿山医论选集》　　　　《刘寿山正骨经验》

《韦文贵眼科临床经验选》　《陆瘦燕针灸论著医案选》

第三辑　收录 20 种名著

《内经类证》　　　　　　　《金子久专辑》

《清代名医医案精华》　　　《陈良夫专辑》

《清代名医医话精华》　　　《杨志一医论医案集》

《中医对几种急性传染病的辨证论治》

《赵绍琴临证 400 法》　　　《潘澄濂医论集》

《叶熙春专辑》　　　　　　《范文甫专辑》

《临诊一得录》　　　　　　《妇科知要》

《中医儿科临床浅解》　　　《伤寒挈要》

《金匮要略简释》　　　　　《金匮要略浅述》

《温病纵横》　　　　　　　《临证会要》

4

《针灸临床经验辑要》

第四辑　收录 6 种名著

《辨证论治研究七讲》　　《中医学基本理论通俗讲话》

《黄帝内经素问运气七篇讲解》《温病条辨讲解》

《医学三字经浅说》　　　《医学承启集》

第五辑　收录 19 种名著

《现代医案选》　　　　　《泊庐医案》

《上海名医医案选粹》　　《治验回忆录》

《内科纲要》　　　　　　《六因条辨》

《马培之外科医案》　　　《中医外科证治经验》

《金厚如儿科临床经验集》《小儿诊法要义》

《妇科心得》　　　　　　《妇科经验良方》

《沈绍九医话》　　　　　《著园医话》

《医学特见记》　　　　　《验方类编》

《应用验方》　　　　　　《中国针灸学》

《金针秘传》

第六辑　收录 11 种名著

《温病浅谈》　　　　　　《杂病原旨》

《孟河马培之医案论精要》《东垣学说论文集》

《中医临床常用对药配伍》《潜厂医话》

《中医膏方经验选》　　　《医中百误歌浅说》

《中药炮制品古今演变评述》《赵文魁医案选》

《诸病源候论养生方导引法研究》

第七辑　收录 15 种名著

《伤寒论今释》　　　　　《伤寒论类方汇参》

《金匮要略今释》　　　　《杂病论方证捷咏》

《金匮篇解》　　　　　　《中医实践经验录》

《罗元恺论医集》　　　　《中药的配伍运用》

5

《中药临床生用与制用》　　《针灸歌赋选解》
《清代宫廷医话》　　　　　《清宫代茶饮精华》
《常见病验方选编》　　　　《中医验方汇编第一辑》
《新编经验方》

第八辑　收录 11 种名著

《龚志贤临床经验集》　　　《读书教学与临症》
《陆银华治伤经验》　　　　《常见眼病针刺疗法》
《经外奇穴纂要》　　　　　《风火痰瘀论》
《现代针灸医案选》　　　　《小儿推拿学概要》
《正骨经验汇萃》　　　　　《儿科针灸疗法》
《伤寒论针灸配穴选注》

　　这些名著大多于 20 世纪 60 年代前后至 90 年代初在我社出版,自发行以来一直受到广大读者的欢迎,其中多数品种的发行量达到数十万册,在中医界产生了很大的影响,对提高中医临床诊疗水平和促进中医事业发展起到了极大的推动作用。

　　为使读者能够原汁原味地阅读名老中医原著,我们在重刊时尽可能保持原书原貌,只对原著中有欠允当之处及疏漏等进行必要的修改。为不影响原书内容的准确性,避免因换算等造成的人为错误,对部分以往的药名、病名、医学术语、计量单位、现已淘汰的临床检测项目与方法等,均未改动,保留了原貌。对于原著中犀角、虎骨等现已禁止使用的药品,本次重刊也未予改动,希冀读者在临证时使用相应的代用品。

人民卫生出版社

2011 年 10 月

6

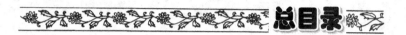

总目录

常见病验方选编

中医研究院　主编

编辑说明

一、我院收藏着大量民间单方、验方专集，极大部分是全国开展群众性献方运动的基础上编印的。为了使它进一步发挥作用，我们对这些单方、验方进行了精选并汇编成册。

二、本书以防治常见病、多发病为重点，尽可能采用现代医学病名或症状名，并包括一部分中医病名，适当参考中西医对疾病的分类方法，按科别分类。本书共列 9 个科的疾病，包括 100 余种病证，收载单方、验方共 600 余个。

三、本书所选各方均为常用中药和各地易得的民间方药（如杨树花、扁豆叶、槐树叶、芹菜等），至于地区性草药，因我们未进行实地鉴别和验证，易发生同名异物或同物异名之误，故未予收载。

四、本书所载药物剂量，以中药药制为准，每斤十六两，每两十钱，每钱十分，折合公制，每钱相当于 3.125 克。液体药物或溶剂一般以毫升计算，每 500 毫升为一斤。个别处方有用杯者，每杯相当于 200 毫升。又本书方剂药量，除有说明者外，一律为成人用量，老弱幼儿宜根据具体情况减少。

五、本书所载常用中药，除处方规定用"生"的、"鲜"的以外，均以采用加工炮制品为宜，特别是毒性较大的药物，如乌头、附子、南星、半夏等，必须进行加工炮制，以减少毒性，保证安全。

六、本书处方中凡用水煎服者，一般均指一日量。煎煮方法：每一两药物一般约加水 150 毫升，煮取 50 毫升，第二煎约加水 100 毫升，煮取 30 毫升，混合两次煎出液，分二或三次服用。如方中有矿物药如石膏、滑石等，应先煎；带有挥发油的药物如薄荷、藿香、佩兰等，则应后下。凡服鲜汁者，先将药物洗净，用清洁工具捣碎，加入冷开水少许拌匀，然后用煮沸消毒的布包裹，压榨取汁。凡外用药能刺激皮肤发红起泡的，以泡起为度，不可久贴，特别是在幼儿的肚脐、阴囊、太阳穴、印堂穴、头顶等处更应谨慎，以免发生意外。

七、本书选方中有的需要临时加工，说明如下：

（1）焙：是将药物置锅内、瓦罐内或瓦片上，用慢火加热缓缓烘干，焙时火力宜小，避免将药烘焦；

（2）烧存性（煅存性）：是将植物或动物药加热至焦化呈黑褐色，中心部分尚存留一点深黄色叫做"存性"，千万不能将药烧成白灰，以致失去药效。

（3）煅：如将石膏、硼砂、明矾等药置锅或瓦罐中加热，使药物所含结晶水挥发净尽，呈乳白色，取出研细。

（4）醋淬：如花蕊石置炭火上烧至通红，立即投入醋中，花蕊石即很快裂成小块。醋淬之后，比较容易研成粉末。

八、所选验方，必须在医生指导下服用，以避免发生误服误用之不良后果。

目　录

5

7

8

9

10

内科疾病

一、感　冒

（一）感冒初起，怕冷，发热头痛，无汗。

1. 生葱白三四根，切　生姜三大片

水煎服，每日一剂，连服二剂。

2. 葱白五根（切）　淡豆豉三钱

水煎服。小儿减量。

（二）感冒风寒，发热怕冷，头痛，鼻塞，流清涕，全身拘急不适，无汗。

1. 苏叶　生姜各二钱　香菜一握

水煎服。

2. 苏叶　荆芥各三钱　苍耳子一钱五分

水煎服。

（三）感冒发烧，微怕风寒，无汗。

干白菜根三个　生姜三片　青萝卜一个（切）

加水三碗，煎取一碗半，分二次温服。

按：本病依上列方服药后，均宜盖被取微汗。

二、流行性感冒

（一）预防流行性感冒（简称流感）。

11

贯众三钱

水煎服，每天一剂，每天一次，小儿酌减。

（二）流感初起，高热，头痛，怕冷，或伴有口干咽痛，全身无汗者。

板蓝根　大青叶各五钱　荆芥三钱

水煎服。

备注：（1）又方加连翘、草河车（蚤休）各三钱，水煎服。蚤休为蓼科植物拳参，以地下根茎入药。产华东、华北、西北各省。系多年生草本，根茎肥厚而扭曲，作虾形。外表暗棕色。根出叶丛生，有长柄，叶片椭圆形，生于茎上的叶狭长，形如柳叶而无柄。（2）又方大青叶、板蓝根各二钱五分，草河车、连翘各一钱二分半，按以上比例配药，研成极细粉，每包装药四钱，临用时开水冲服，每四至八小时服一次，每次一至二包，一般一天服二次。此方亦可治急性扁桃腺炎及急性咽喉炎。

（三）流感初起，怕冷较重而发烧，头痛，四肢痠痛，鼻塞，流清涕，吐痰清稀，口不干渴。

麻黄二份　甘草一份

共为细末，成年人每次服二钱，小儿酌减，温开水送下，一服汗出烧退勿再服。若未出汗，仍怕冷发烧，可再服一次。

备注：上方适用于冬季受寒的流感。春季流感常用银翘解毒丸（成药），夏秋季流感常用藿香正气丸（成药），都是每次服一至二丸（片剂每次服四至八片），一天二次，温开水送下（藿香正气丸孕妇忌用）。暑天流

12

感也可用鲜藿香、香薷各三钱，水煎服。

（四）流感发病二三天，心烦，口干渴，发热，全身无汗者。

葛根三钱　　大青叶五钱　　绿豆一两

先煮绿豆约二十分钟，再入二药共煎，温服。

（五）流感初起，头痛，怕冷发烧，无汗。

贯众五钱　　薄荷（后下）一钱五分

水煎服。

（六）症状同上，伴有恶心者。

生姜四钱　　大蒜头五六瓣

加红糖少许煎服。

三、传染性肝炎

（包括黄疸型和无黄疸型两种）

（一）黄疸，口渴喜凉饮，小便短黄，大便呈灰白色。

1. 茵陈五钱　　栀子　　黄柏各三钱

水煎服。

备注：单味茵陈亦可用，大便秘结的可加大黄二钱同煎。又方去黄柏加海金沙三钱，水煎服。

2. 板蓝根一两　　栀子三钱　　茵陈五钱

水煎服。

备注：又方治慢性肝炎和无黄疸型肝炎，单用板蓝根一两，水煎服。

（二）黄疸，头痛，胸脘胀满，口不渴，小便黄褐

13

色，大便或呈灰白色而稀溏。

鲜蒲公英二两　鲜车前草二两

洗净，捣烂，用布绞汁，另用温水先冲服明矾末四分，约半小时到一小时再服此药汁。

备注：上药如无鲜的，可改用干的（用量减半），水煎，送服明矾四分。

（三）无黄疸型传染性肝炎，肝区不适，胸腹饱胀，胃口不好，尿量较少。

1.糯稻草根一两五钱

洗净，切成约一寸长，加水一大碗，煎成一半，每日一剂，分二次服完。

备注：本方加板蓝根，蒲公英各五钱，佛手三钱，水煎服亦可。

2.鸡骨草二两　红糖二钱

水煎服。

备注：鸡骨草为豆科植物广东相思子，以全株入药。产广东、广西等地。系矮小木质藤本，茎细瘦，长2至6尺，深红棕色，复叶似槐叶而小，小叶片8至12对，有毛。

（四）慢性肝炎，疲乏无力，腹胀不适，胃口不好，尿量减少。

1.紫参　糯稻草根各一两

水煎服。

备注：单用紫参也可。

2.葫芦草（即白毛藤）幼茎一两至二两　红糖二钱

水煎服。

14

备注：本药也可治疗黄疸型传染性肝炎。葫芦草为茄科植物，白荚（白毛藤），以全草入药。华东及西南各省均有产。系多年生草本，高2尺余，全株密生细毛，叶互生，叶片戟形或羽状多裂，长达3寸，上部的叶渐小，顶端渐尖，全睑缘或作微波状，基部心脏形。

（五）慢性肝炎，体倦，胸腹饱闷，食下即胀，尿少，有时大便稀溏。

青黛三钱　明矾六钱

共研细末，每次服三分，一日三次。

（六）慢性肝炎，肝区疼痛。

郁金　延胡索各三钱　生香附一钱

研末，分三次服用，一日服完。

四、痢　疾

（一）急慢性痢疾。

1. 生大蒜

每次吃饭时吃一至二头，每天三次，可连吃数天。

备注：除以上日服大蒜外，也可合并用5%～10%大蒜浸出液保留灌肠十五至三十分钟，每日一次，连用二至三天。如为阿米巴痢疾，口服大蒜十天，又合并用5%～10%大蒜浸出液保留灌肠一小时，每日一次。5%～10%大蒜浸出液的制备法：取5～10克大蒜，去皮，洗净，捣烂，浸于温开水（38℃）100毫升中，储于密封的玻璃瓶中两小时以上，用纱布过滤，即可使用。药液宜新鲜配制。

2. 白头翁一至二两

水煎，每日一剂，分三四次服。

（二）急性细菌性痢疾，腹痛，里急后重，大便混有粘液和脓血。

1. 鲜马齿苋一至二两

洗净，捣烂绞汁，加温开水服下，每日一剂，分三次服；或将马齿苋炒熟，加盐少许，当菜吃，每日三餐，不拘量。

2. 茶叶（绿茶最好）一两　生姜二钱

加水三碗，煎至二碗，每次服半碗，一日服四次。如病已五六日，可加醋小半杯（或加红糖或白糖调入均可）同服。

3. 杨树花三至五钱

水煎服，一日一剂，分二次服。服时加白糖或红糖少许。

4. 秦皮或黄柏五钱至一两

水煎服。

5. 马鞭草（连根）三株

洗净剪碎，加水一大碗，煎成浓汁，加红糖或白糖一次服完，日服二次。

6. 广木香四两　苦参六两　甘草四两

共为细末，水泛为丸，如绿豆大，每日服三次，成人每次服三钱，小儿酌减，白开水送下。

7. 山楂粉一两　广木香一钱

水煎服。服时加红糖或白糖少许。

8. 槐角　地榆炭　椿根皮炭各三钱

水煎服（或加入藕汁一杯，加白糖少许，代茶频饮。同时可并用陈仓米煮稀汤饮服）。

9. 吴茱萸六钱

研成细面，用醋调匀，敷在两足心上，一小时后取下，每日一次，连用二三日。

（三）急性细菌性痢疾，发高烧，全身症状较重。

白头翁　黄连　黄柏　秦皮各三钱　葛根二钱　木香一钱五分

水煎服。

（四）急性细菌性痢疾，数日不愈，不发热，腹不甚痛，或慢性痢疾，消瘦，衰弱，胃口不好，水样便，粘液便或脓血便。

1. 生石榴皮一两

水煎，加红糖一匙内服。

2. 椿根白皮

焙干为末，每晚服三钱，白开水送下。或用臭椿根白皮一两，水煎服。

（五）阿米巴痢疾。

鸦胆子七至十粒

去壳，研碎，装入胶囊，或用枣肉（桂圆肉亦可）包裹，用温开水送服。每日分两次，饭前服，连服十天左右。

备注：又方鸦胆子二百粒，打碎，水煎去渣，制成500 毫升煎液，每次用 50～100 毫升保留灌肠，轻者每天灌肠一次，重者二次。

17

《五、疟　疾》

（一）疟疾发作，伴有呕吐。

柴胡　常山各五钱　姜半夏三钱

水煎去渣，分三次冷服。在发病前一日的晚上服一次，在发病半日前和发病两小时前各服一次。

备注：本方也可治恶性疟疾。

（二）间日疟。

常山二钱　乌梅肉四个

共研细末，分二次服，发病当日早上服一次，发病前一小时服一次，温开水送下。

（三）各种疟疾发作，发冷寒战，冷后发烧，继之出汗，可选用下列诸方。

1. 常山四钱　草果二钱

共研细末，分二次服。早晚各服一次，温开水送下。

2. 胡椒末三分　小膏药一张

把胡椒末撒在膏药上，于发作前二小时，在第三胸椎或大椎穴处用针浅刺几下，然后把膏药贴上，一般贴一至三日取下。

3. 斑蝥一只　小膏药一张

将斑蝥去头、足、翅，研为细末，每用少许，放在膏药中央，在发作前一到三小时贴在第三胸椎上，俟发泡后即去掉，用消毒针挑破泡，挤去黄水，涂以红汞，外加纱布，用橡皮膏固定。

18

备注：本药切不可入眼及入口。

4. 生知母　生贝母　生半夏各一钱

共研细末，在发疟前一至二小时，用生姜汁擦抹肚脐部，然后将药末敷在脐部，胶布贴固，待疟发过五六小时后取下。

5. 大蒜一头

捣烂，取豌豆大一粒，在疟疾发作前二个小时，敷于手腕桡骨动脉搏动处，待起泡时，用消毒针挑破，挤去黄水，涂上红汞，外加纱布，用橡皮膏固定。

《六、蛔虫病》

（一）肠道蛔虫病，上腹部或脐周围疼痛，胃口不好，恶心呕吐，或有吐虫、便虫史者。

1. 使君子肉一两

将上药炒黄，儿童吃一至二钱，成年人吃二至三钱，每日早晨空腹吃一次，可连服三至五日。

2. 苦楝根皮一两（去净粗皮）

水煎，加红糖适量，早晨空腹一次服完，连服二至三天。

备注：本药偶有中毒现象，用对症治疗，并用苯甲酸钠咖啡碱皮下注射，收效较快。

3. 榧子肉七至十枚

每晨空腹一次吃完，连吃一星期。

4. 槟榔（炒焦）六钱

研细末，每晨空腹送服二钱，连服三天。

19

备注：又方可用槟榔、使君子各五钱（小儿酌减）。水煎，每日一剂，每晨空腹服一次，连服三天。

5. 石榴皮一两

水煎，每日一剂，每晨空腹服一次，连服二至三日。

（二）胆道蛔虫病，右上腹部突然发生阵发性剧痛，伴有恶心和呕吐，有时吐出蛔虫，一日发作数次，在间歇期痛可完全消失，腹肌柔软，局部压痛不明显。

1. 乌梅十枚

水煎浓汁，一次内服。

备注：患者的剧烈腹痛消除后，如果以后又发作，可以再服，仍然有效，但痛止后须酌用上列各方驱虫。

2. 醋半杯至一杯

一次温服。

《七、蛲 虫 病》

蛲虫病，肛门瘙痒难忍，可选用下列各方。

1. 炒榧子一两

研为米粒大小，与米粥同服。

2. 棉子油

每晚以棉球蘸棉子油塞入肛门，第二天取出，连用三四天。

3. 大蒜 10 克

大蒜去皮，捣碎，浸于温开水（100毫升）中，储于密封的瓶中两小时以上，过滤，每次取滤液 20～30 毫升，保留灌肠，每日睡前一次，连用七次为一疗程。重者一个疗程，轻者三至五次。药液以新鲜配制者为佳。

4. 高醋半斤

以醋加热水两倍，每晚睡前熏洗或凉后灌肠用。

5. 花椒一两

加水两大碗，煮沸后熏洗或过滤，取滤液，待凉后灌肠。

6. 紫草 200 克　百部 20 克　凡士林 100 克

前二味共研细粉，加凡士林配成软膏，每晚一次，外涂肛门附近。

备注：（1）单用百部五钱，煎水去渣，每晚临睡前洗肛门一次，擦干即可。每剂可应用两个晚上，连用一周。（2）晚上临睡前，用雄黄粉调食油涂肛门附近，或用鹤虱研细粉调食油涂肛门附近。

21

八、绦 虫 病

绦虫病，一般没有特殊症状，大便中有时可见片段的白色扁平绦虫体节排出，可选用下列各方。

1. 槟榔四两

加水一大碗，文火煎至半碗，早晨空腹时一次服完。

2. 南瓜子仁一至二两

捣烂和白糖水同服。服药前一日勿食油腻食物。

3. 槟榔二两 南瓜子仁四两

槟榔单用水煎，早晨空腹先吃南瓜子仁，过二小时温服槟榔汤。

4. 槟榔四两 石榴树皮一两

水煎，早晨空腹一次内服。

备注：服上述四方后一小时左右，均须再服下列任一种泻药：（1）芒硝五钱，水煎服；（2）大黄二至三钱，水煎服；（3）服50％硫酸镁60毫升。

5. 雷丸三两六钱

研末，每次服四钱，早、中、晚空腹各服一次，用温开水送下，连服三日。

九、钩 虫 病

22

（一）钩虫病。

1. 炒榧子肉一两

空腹一次吃完。忌与绿豆同服。

2. 榧子三十个（去壳） 槟榔八钱

水煎服。

3. 榧子肉 芜荑各二两 槟榔三两

共研细末，每次服五钱，一日服二次，以石榴皮二两水煎送服。

4. 使君子仁 槟榔各三钱

水煎服，每日一剂，连服三日。

（二）钩虫病引起贫血，疲倦，浮肿。

青矾一两 炒熟黑豆半斤

共研细末，炼蜜为丸，如绿豆大，每服五钱，日服二次，淡姜汤送下。

十、丝 虫 病

（一）丝虫病急性期，怕冷发高烧，肢体起红线或片状红肿。

1. 威灵仙五钱　红糖二两　白酒少许

水煎去渣，空腹顿服，连服两天。服药后可适当增加些营养食品。

2. 青蒿一两　黄荆叶　威灵仙各五钱

水煎服，连服两天。

（二）丝虫病乳糜尿。

荠菜四两至一斤

水煎服。

（三）丝虫病象皮肿。

1. 鲜刘寄奴根四两

洗净切碎，水煎二小时，每日一剂，分二次服。亦可用刘寄奴水煎熏洗患处。

2. 取热酒糟放入盆内，将患部置于盆口，上面用布覆盖熏之。每日一二次，至肿消退为止。

十一、支气管炎

（一）急性支气管炎喉痒，咳嗽，咯粘液或稀痰，轻度发热。

23

炙麻黄一钱五分　炒杏仁三钱　生甘草一钱

水煎服，每日一剂，连服三日。

备注：又方，炙麻黄二钱，炒杏仁三钱，胖大海四枚，冰糖四钱，水煎服。

（二）急性支气管炎咳嗽，吐痰黄稠。

1. 鱼腥草一两

水煎服，每日一剂。

2. 金钱草一两

水煎服。亦可用鲜金钱草二两，洗净捣汁，开水冲服，每日一剂，分两次服。

3. 鲜萝卜一斤

洗净，带皮切碎，绞取汁内服，连服五至七天。

（三）急性支气管炎；咳嗽痰稠，喉痒咽干。

1. 桑白皮　枇杷叶（刷去毛）各四钱

水煎服。每日一剂，连服三五天。

2. 桔梗　炙甘草　百部根各二钱

水煎服。每日一剂。

（四）慢性支气管炎，在劳累或秋冬季节经常反复发作。

核桃六个（去硬壳，不去衣）

以上为一日量，分二次服，连吃半月。

备注：又方将川贝母一钱研末，取梨一个，切开梨去核，把川贝末填入梨核空处，把梨紧合起来，蒸食或煮水吃。

《十二、肺 炎》

（一）肺炎发高烧不退，喘咳口渴，神志清楚，一般状况尚好者。

麻黄二钱　杏仁三钱　生石膏（先煎）一两　生甘草一钱五分

水煎服，每日一剂，连服两三天。

备注：又方加金银花四钱，黄芩三钱。

（二）肺炎发烧三四天，咳嗽，咯血痰或铁锈色痰。

1. 白茅根　鱼腥草各一两　金银花五钱　连翘三钱

水煎服，每日一剂，连服三天。

2. 甜葶苈二钱　大黑枣四枚

水煎浓汤，每日一剂，煎二次服。

3. 蒲公英　大青叶各五钱

水煎服，每日一剂。分四至六次服。

（三）肺炎后期，发烧口渴，咯痰浓浊。

鱼腥草　生石膏（先煎）各二两

水煎服。

《十三、肺 结 核》

（一）一般肺结核患者可选用下列三方治疗。

1. 白及末八两　川贝末　紫河车粉各二两　海螵蛸五钱

上药研匀，每次服三钱，早晚各服一次，白开水送下。

备注：本方适用于肺结核病人体虚者。

2. 十大功劳叶一两 地骨皮 女贞子各三钱 甘草一钱
水煎服。

3. 生大蒜

去皮，嚼食之，每次三四瓣，每日食五六次，需要
常食。

（二）肺结核盗汗。

1. 浮小麦一两 麻黄根三钱

水煎，傍晚服，连服一周。

备注：又方，去麻黄根，加煅牡蛎八钱。

2. 浮小麦 黑豆（或稆豆衣）各一两 乌梅二个

水煎，傍晚服，连服一周。

备注：又方，不用乌梅，加地骨皮三钱，红枣
六枚。

（三）肺结核口干咽燥，干咳少痰。

麦冬 款冬花 炙百部各三钱 炙枇杷叶（刷去毛）四钱
水煎服。

（四）肺结核午后潮热，颧红，手足心热。

女贞子 地骨皮各三钱 青蒿 五味子各一钱五分
水煎服。

备注：也可酌情加鳖甲四钱，青蒿改用三钱。

（五）肺结核痰中带血，或小量咯血。

仙鹤草五钱

水煎服。咳血时忌热服（下同）。

（六）肺结核咳血，或痰中混有血丝。

1. 花蕊石一两

先用火煅、醋淬后，研细，每次服三分至一钱，每

日二次，用童便或醋汤送下，血止即停服，忌食腥辣物。

备注：本方也可治吐血。

2. 仙鹤草　侧柏叶各六钱　大小蓟各四钱

水煎服。

（七）肺结核咳嗽潮热，痰中有血丝。

白及　百部　百合各四两

共研细末，炼蜜为丸，如梧桐子大，每日二次，每次十粒，白开水送下。

十四、肺 脓 肿

肺脓肿，咳嗽，发烧，痰多腥臭，胸闷。

1. 鲜鱼腥草一两

每日一剂，煎汤频饮。

2. 白及　柿霜各一两

共研细末，每次服五分，一日两三次，每日用仙鹤草五钱煎汤送服。

十五、哮 喘

（一）哮喘症，每逢秋冬即易发作。

1. 炙麻黄二钱　炙甘草一钱

加水半碗，急火煎浓，一次服下。

备注：又方，用麻黄三钱，豆腐四两，加水一碗，煎煮约一小时，去麻黄，喝汤吃豆腐。或用麻黄（炙）

27

五分研细末，冲入刚煮开的豆浆一碗，趁热徐徐饮之。

2. 石韦一两

水煎服，每日一剂。

3. 海螵蛸

焙干，研末，每日内服 24 克，分三次，用温开水送下。

4. 地龙一斤

将地龙晒干或用 60℃ 以下温度干燥，研为细末，每服一钱，每日二次，温开水送下。用胶囊装吞服亦可。

(二) 哮喘咳嗽，痰多胸闷，坐卧不安。

苏子　白芥子　莱菔子各三钱

水煎服。

(三) 哮喘遇气候冷即发作。

1. 曼陀罗花（又名洋金花）或叶　生甘草各等分

共焙干切细，做成烟卷样备用。当哮喘发作时抽吸，喘促缓解即停吸，不可连续多吸，以防中毒。

2. 生白芥子末二三钱

温水调成糊状，敷于大椎、身柱、膏肓、肺俞、天突穴上，每穴约 2 厘米大，0.5 厘米厚，上盖油纸，用胶布固定。每次贴一小时，每周贴一二次，可继续治疗一二个月。

备注：又方，用白芥子七钱，元胡四钱，细辛七钱，甘遂四钱。共研细末，分三次用，每次用生姜一两五钱，打汁，把药末调成糊状，摊于六块一寸方圆的油纸上，贴于肺俞、心俞、膈俞（贴前先用手指摩擦穴位，使皮肤发红），胶布固定。每次贴四至六小时（如皮肤感觉烧痛厉害，可贴二至三小时取下）。每次间隔十天。每年贴三次，连续贴三年。此药最好在每年夏季三伏天贴，但其它季节也可贴。

十六、胃 炎

（一）慢性胃炎，胃脘气胀作痛。

五灵脂一两　广木香五钱

共研细末，每次服一钱，温开水送服。

（二）胃痛久而不愈，痛时喜按，得热则痛减。

艾叶（盐卤炒）一钱

水煎服。

（三）因受寒，过食生冷或盛怒生气所引起的胃气痛、绞痛或绵绵作痛。

良姜（酒炒）　香附（醋炒）各等分

共研末，每次五分至一钱，一日服三次，饭前温开水送服。或用上药三钱水煎温服。

十七、溃 疡 病

（一）溃疡病胃痛。

1. 甘草一斤

研末，每日三次，每次服一钱五分，连续服用三周。

2. 乌贼骨　白芍各一两

29

共研末，每日三次，每次一至二钱，用温开水送下。

（二）胃痛，吞酸。

乌贼骨一两　甘草五钱　瓦楞子（煅）二两

共研末，每次服一钱五分至三钱，每日三次。

（三）溃疡病胃酸过多。

1. 乌贼骨八两五钱　浙贝母一两五钱

上药研末，每次服一至四钱，每日三次，饭前温开水送下。忌辛辣刺激性食物及不易消化食物。

备注：又方，用乌贼骨粉一两五钱，甘草粉一两，共和匀。每服一钱，一日三次，饭后温开水送下。又方，用乌贼骨三两，浙贝母二两五钱，甘草二两，共研末，每次服一至二钱，每日三次，饭后温开水送下。

2. 龙骨粉　牡蛎粉各半斤　面粉二两

研细混匀，每服一钱，日服三次。

（四）溃疡病出血，大便呈黑色者。

侧柏叶　白及各三钱

共研细末，每日二次，每次一至二钱，温开水送下。

备注：又方，用乌贼骨、白及各等分，共研细末，服法同上。

十八、急性胃肠炎

（一）急性胃肠炎初起，突然腹痛，上吐下泻，口渴，小便短赤，发热或不发热。

1. 藿香三钱　黄连　生姜各一钱五分

水煎服。

备注：如无黄连，可用黄柏三钱；如无生姜可用干姜。

2. 老柚子皮三钱　茶叶二钱　生姜二片

水煎服。

（二）急性胃肠炎，恶心，腹泻次数较多。

鲜石榴树叶　鸡冠花各五钱至八钱

水煎，每日一剂，分三次服。

（三）急性胃肠炎，泻次不多，呕吐恶心较重。

1. 灶心黄土一至二两

煎汤，取澄清液服。

备注：烧煤的炉心黄土有毒性，不能煎服。必须烧柴、草的灶心黄土才可用。

2. 竹茹三钱　生姜二钱

水煎服。

31

十九、肠　炎

（一）急性肠炎初起，大便水样。

炒苍术　车前草　神曲各三钱

水煎二次服。

备注：又方，用车前子一两，煎汤代茶。

（二）急性肠炎，腹痛腹泻。

1. 大蒜

每次一二头，内服，每日三次。

2. 鲜马齿苋一二两

水煎服，每日一剂，分两三次服。

备注：本方适用于泻下，肛门灼热，心烦口渴，舌苔黄而厚腻等证。

（三）急性肠炎，水泻不止。

1. 茶叶三钱　生姜二钱

加水二碗，浓煎半碗，一次服下。

备注：本方适用于泄泻清稀、面色萎黄、舌淡苔白等症。

2. 石榴树叶二两　生姜五钱　食盐一两

炒黑，煎汤代茶，频频饮服。另用葱白、大粒食盐各适量，放锅内炒热，布包敷于腹部。

（四）肠炎久不愈，滑泻不止。

五倍子（醋炒）

研细末，每次服一钱，米汤送下，一日服二次。

二十、肾　炎

（一）急性肾炎，小便短少，头面浮肿，渐及全身。

白茅根二至四两

水煎服。

备注：又方，白茅根二两（也可用到八两），西瓜皮（晒干）一两二钱（也可用到六两），水煎服。

（二）急性肾炎。

益母草四两

水煎分四次服，每隔四小时服一次。

以上为成人量，小儿酌减。

（三）肾炎，面目四肢浮肿，小便短少。

黑鱼（鲤鱼、鲫鱼也可用）一条（约重一斤）　赤小豆五钱　薏苡仁　茯苓皮各三钱

黑鱼去内脏洗净，将药和鱼加水煮一小时，吃鱼喝汤。

备注：又方，在鱼腹内放入茶叶二钱，文火煮一小时，吃鱼喝汤。

（四）急性或慢性肾炎浮肿。

玉米须（玉蜀黍须）四至五钱（鲜者用一两至一两五钱）

水煎服。

（五）急性肾炎浮肿。

陈葫芦壳（抽葫芦）五钱至一两

水煎服，每日一剂。

备注：又方，用抽葫芦一个，焙微黄，研末，每服三钱，白开水调服，一日二至三次。

33

（六）慢性肾炎。

生苡仁　赤小豆各一两　炙黄芪五钱至一两

加大米熬粥喝，或水煎服。

二十一、膀胱炎、尿道炎

（一）膀胱炎。

1. 蒲公英二两

水煎服。

2. 黄柏　蒲黄各三钱

水煎服。

3. 茵陈　细生地各一两

煎汤代茶，每日一剂。

4. 桃仁　滑石各三钱　甘草梢二钱

共研末，每日一剂，分二至三次，白开水送下。

（二）尿道炎。

1. 鲜石韦根四两

去叶，洗净，捣烂，浓煎，每日一剂，煎二次，空腹服。

2. 白茅根二两

水煎服，每日一剂，煎二至三次服。

3. 海金沙三钱　甘草梢二钱

水煎服。

4. 马齿苋二两　甘草梢二钱

水煎服。

5. 侧柏叶　柳树梢各五钱

水煎，空腹服。

二十二、尿　闭

（一）外科手术后尿潴留。

柳树叶一两（鲜者二至三两）

水煎浓汁，一次服下。

（二）小便不通，膀胱胀满。

取温水半盆，患者坐水中十至二十分钟，然后起立，小便可通。

（三）膀胱胀满而尿不下，或妊娠小便不通，心烦不得卧，小腹胀痛。

生葱（连须）或葱头（连茎、根）四两

加食盐少许，炒热捣烂，分二包，熨脐下，冷则再换再熨。

（四）小便不通，小腹胀痛。

皂角一至二分

研末，吹鼻取嚏。

《二十三、高 血 压》

（一）高血压，头痛，眩晕，耳鸣，乏力，心悸。

1. 萝芙木根一两至一两五钱

洗净切片，水煎服。

备注：亦可用萝芙木草一两，水煎服。萝芙木为夹竹桃科植物萝芙木的根部，产广东、广西、云南等地。木本植物，高 1.5 至 4.5 尺。叶形如柳叶，常 3 至 5 片轮生，叶长 2 至 3 寸，宽 4 至 6 分，表面深绿色而有光泽，背面色稍浅，两面均光滑无毛，叶和嫩枝折断后有白色乳汁流出。

2. 青木香

研成粉末，第一周每次服二分至四分，以后可逐次增加至六分或七分，装入胶囊中，每日三次，饭后服。三个月为一疗程。一般用药四五天后可使病情减轻。

3. 桑寄生一两至二两

水煎服。

35

4. 芹菜_{半斤至一斤}

洗净榨汁，每日一剂，分三至五次服。

备注：用芹菜根二两，水煎服亦可；或用芹菜一斤，苦瓜三两，水煎服。

（二）高血压，四肢麻木，腰膝无力。

豨莶草　槐花_{各一两}

水煎服。

备注：单用豨莶草二至五钱，煎汤代茶饮服。

（三）高血压，头晕，头痛，头胀，脚麻。

豨莶草　夏枯草_{各三两}　龙胆草_{一两}

共研细末，炼蜜为丸，每丸三钱重，每次服一丸，一日二至三次。

（四）高血压，头晕，头痛，眼花，腿软。

1. 钩藤_{四钱}　蒺藜_{五钱}　牛膝_{三钱}

水煎服。

2. 盐附子　大生地_{各一两}

捣烂，每晚敷两足心，外用纱布包扎。

二十四、甲状腺肿大

以下选的几个处方，一般适用于地区性的甲状腺肿大。

1. 海藻_{二两}

每日一剂，煎汤当茶喝。

备注：又方，海藻二两，夏枯草四两，水煎服。

2. 海带_{二两}

每日一剂，煮食。

3. 黄药子二两

用白酒一斤浸泡黄药子五日（须密封），每日饮酒二次，每次饮一两。恢复正常后，即停止饮用。如不能饮酒者，可酌量加开水服。

备注：又方，用黄药子四两，白药子二两，同浸泡于白酒一斤中，浸出味后，每日早晚各服一两。

二十五、夜　　盲

夜盲患者，白天视力如常，夜间视物不清，可选用下列诸方治疗。

1. 苍术五钱

水煎服。

备注：苍术也可研末，每次服一钱，日服二次，温开水送下。

2. 鲜菠菜一斤

捣烂，榨取汁，每日一剂，二次分服。须常服。

3. 松针一斤

水煎服。

4. 胡萝卜六根

一日二次，每次取三根，洗净切碎，水煎或生吃。可常服。

5. 青苜蓿适量

煮熟食用，并喝汤。

6. 决明子　地肤子各六钱

37

每日一剂，水煎一回，分二次服，连服一周。

7. 谷精草一两　羊肝一个

加水炖熟，食肝喝汤。

备注：如无谷精草，可单用羊肝一味，其它动物的肝脏也可用。又方，用夜明砂（研面）五钱，与猪肝或羊肝四两，共煮食。

二十六、面神经麻痹

口眼歪斜可选用下列各方治疗。

1. 僵蚕　全蝎各三钱　白附子一钱

先将前二味晒干焙黄，再加白附子共为细末，每次服五分至一钱，黄酒送下。

2. 鳝鱼血

将鳝鱼头或尾刺破流血，如口眼向左侧歪斜的，将鳝鱼血抹在右侧面部；如向右侧歪斜的，就将鳝鱼血抹在左侧面部，每日一次，连用数次。

3. 蓖麻子五个

去皮，捣烂，醋调成膏，左侧歪斜贴在右面，右侧歪斜贴在左面。（注意药膏勿入眼内）。

备注：又方，用蓖麻子一两，冰片三分，共捣如泥，贴法如上。如遇天冷时，可加干姜、附子各一钱。

4. 皂角二两（去皮）

研细末，用陈醋少许，调成膏。口眼向右斜的贴在左面；向左斜的贴在右面。一日贴二次，连贴五日（注意勿入眼内）。

二十七、癫痫

癫痫经常发作，突然跌倒，尖叫，四肢抽搐，口吐白沫，大小便失禁，可选用下列处方治疗。

1. 浮小麦　炙甘草各三钱　红枣七枚

水煎服。每日一剂，煎服二次。

2. 鲜青果一斤　郁金八钱　白矾八钱（研末）

先将青果打碎，加适量水，放锅内熬开后，捞出去核，捣烂，再加郁金熬至无青果味，过滤去渣，再加入白矾末再熬，约成500毫升，每次服20毫升，每天早晚各一次，温开水送服。

3. 桂枝五钱　甘草　牡蛎各三钱五分　大黄　龙骨各六钱　滑石　赤石脂　白石脂　紫石英　寒水石　生石膏各一两

以上药味共研细末，炼蜜为丸，每丸三钱，每日二次，每次一丸，开水送服。

备注：应用上列处方治病时，均忌烦躁、忿怒，忌食辛辣刺激性食物，不饮酒。

二十八、风湿性关节炎

（附　类风湿性关节炎）

（一）关节疼痛，并可预防关节炎之复发。

1. 鲜茜草根一至二两

洗净，用白酒（高粱酒）一斤，浸泡五至七天，呈棕红色之药酒，每天一次，连服二天。服药前，先将药酒炖热，空腹服。第一次喝到七八成醉，喝后盖被睡觉，出汗。第二天痛可减轻。一般服二次。

2. 鲜嫩桑枝三尺

剪碎微炒，水煎服。

（二）关节炎初起，发热恶寒。

羌活二钱　防风　秦艽各三钱

水煎服。

备注：又方，用柳芽五分酌加茶叶，每日一剂，泡汤代茶饮，可预防关节疼痛之复发。柳芽须取清明前嫩芽尚未飞花者。若未预备，则嫩叶、嫩梢亦可用。

（三）关节疼痛，久不愈。

1. 豨莶草四钱

切碎或研为粗末，水煎服。亦可加量熬膏，每日二次，每次一食匙；或制为蜜丸，每丸二钱，每日二次，每次一丸。本方宜常服。

2. 老鹳草三至四钱

切碎或研为粗末，水煎服。或加量熬膏服用，每次服一食匙，一日二至三次。

（四）关节酸痛。

鸡血藤三至五钱

水煎服。

（五）关节疼痛，日久变形，或腰腿疼痛沉重。

威灵仙二两

酒浸三至七日，晒干研细末，炼蜜为丸，每丸重二钱，每次服一丸，一日服二次，又可用其粗末三钱，水煎服。

备注：身体虚弱者，不宜多用或常用。

（六）关节疼痛，或局部变形者。

虎杖根（又名斑根）二两　高粱酒十两

浸泡一日，隔水煮之，去渣贮瓶中，每日饮一杯（约一两），无酒量者，可稍减。

备注：虎杖为蓼科植物虎杖，以根部入药。产华东、中南、西南各省。系多年生高大粗状草本，高三至六尺，有长根茎，木质，外面褐黄色。地上茎直立，常带红色或紫色斑纹。叶互生，叶片广卵形或近圆形，长二至三寸，宽一至二寸，边缘有极细锯齿。

（七）风湿性关节炎。

防己　五加皮各三钱

水煎服。单用防己煎服亦可。

（八）关节拘挛疼痛。

五加皮　木瓜　油松节各三钱

共为细末，每服一钱，一日三次，开水冲服。本方可连续服用。

（九）关节疼痛，时时发作。

1. 秦艽四两　续断三两　全当归　白术各二两

共研细末，每次服二钱，开水调服，一日二次。亦可炼蜜为丸，每丸重二钱，每次服一丸，一日服三次。若身体虚弱，可加玉竹二两，甘草一两同用。

2. 凤凰衣三份　菟丝子二份　牛骨粉五份

制成粉，每次 10 克，每天一或二次，黄酒送服。

（十）急性风湿性关节炎。

荜草适量

洗净捣烂，调蜂蜜敷最痛处。

（十一）风湿性关节痛及腰腿痛。

白凤仙花茎叶适量

捣烂，煎汤洗痛处。

（十二）多年筋骨疼痛或腰腿痛，受冷风而发者。

桑枝适量　艾秆　柳枝各二两

水煮，先熏蒸，后泡洗。

备注：任用上药中的一种煎汤熏洗也可，但须加大剂量。

二十九、头　痛

（一）感冒引起头痛，偏正头痛，神经性头痛。

川芎　蔓荆子各三钱

水煎饭后服。

备注：亦可单用川芎三钱，研细末，一日一剂，分三次吞服。或用川芎二钱，香附四钱，用清茶或开水调服。

（二）偏头痛，感冒及副鼻窦炎引起的头痛。

白芷　菊花各三钱

水煎饭后服。

备注：亦可单用白芷一至二两，研末，饭后每次服一钱，一日服三次，温开水送下。

（三）偏正头痛。

白附子一钱　葱白五钱

白附子研细末，与葱白捣成泥状，取如黄豆大一粒，摊在小圆形纸上，贴在患侧太阳穴处，约一小时左右取下。

（四）头痛，大便时常秘结。

川军八两（炒到起黄烟为度）　川芎四两　细辛二两半

共为细末，炼蜜为丸，如绿豆大，每服三钱，每日二次，白开水送下。

三十、肩 臂 痛

（一）臂痛、肩痛。

片姜黄二至三钱

研为粗末，水煎服。

（二）臂痛及肩痛。

嫩桑枝一两

切碎，以水三碗，煎至二碗，每日分二次服，可以连服。

（三）肩臂痛，由于风湿较重者。

威灵仙一钱五分　防己二钱　甘草一钱

研为粗末，水煎服。

（四）手臂痛。

秦艽二钱　羌活一钱　红花一钱五分　丝瓜络三寸

水煎服。

（五）上肢肩胛骨痛。

老生姜一斤　葱子半斤　醪糟（即酒酿、江米酒）四两

43

捣烂后，炒热敷痛处，冷后加热再敷。

《三十一、腰　痛》

(一) 因劳损，而致腰骶部疼痛。

1. 土鳖虫

焙干研末，每日二次，每次一钱，黄酒冲服。

2. 骨碎补五钱至一两

焙干研末，每日二次，每次一钱，黄酒冲服，或水煎服。

3. 十大功劳叶三钱

水煎服。

4. 桑寄生　牛膝各五钱　续断　炒杜仲各三钱

水煎服（亦可稍加黄酒服用）。

5. 炙黄芪　川牛膝　当归各一两　防风五钱

水煎服。

6. 艾叶二两

醋炒，布裹敷患处，每日更换一次。

(二) 闪挫腰痛（急性腰扭伤）。

1. 泽兰一两

水、酒各半煎服，每日一剂，分二次服。

2. 生鳖甲一两　煅自然铜二钱　杜仲三钱　土鳖虫二钱

共研细末，每日二次，每次五钱，黄酒冲服。

3. 王不留行四两

炒后研细末，每日二次，每次一钱五分，黄酒冲服。

（三）伤湿腰痛，如负重物。

白术_{五钱}　苡仁_{八钱}　五加皮_{二钱}　干姜_{一钱}

水煎服。

（四）腰痛日久，体力衰弱者。

补骨脂　核桃肉_{各三两}　狗脊_{二两}

研末，每次四钱，每日二次，温开水送下。

三十二、腿痛

（一）腿痛。

1. 牛膝_{四钱}　续断　木瓜_{各三钱}

水煎服，每日一剂，可较长时间服用，或依比例加量制为蜜丸，每丸重二钱，每服一粒，日服二次。

2. 桑枝　柳枝　槐枝_{各二两}

煎汤，先熏后洗。

（二）小腿痛及脚痛，腿脚肿胀有沉重感。

苍术　黄柏_{各二钱}　生姜_{二片}

水煎服。

（三）腿部受寒疼痛，有抽筋感觉者。

当归须_{二钱}　白芍_{三钱}　甘草　制附子（先煎）_{各二钱}

水煎服。

三十三、中暑

下述方一般适用于中暑轻症，如中暑昏厥，牙关紧闭者，应采取针刺及其它急救措施。

（一）预防中暑。

绿豆适量

熬汤服用。

（二）中暑，口渴恶心，不思饮食。

扁豆叶三钱（鲜者六钱至一两）

水煎服。

（三）中暑，小便短少，烦躁不安。

鲜荷叶五钱至一两

水煎服。

（四）夏日伤暑，面红气粗，口渴，小便色黄量少。

滑石六钱　甘草一钱

共研细末，每服三钱，用温开水冲服。

备注：本方即成药"六一散"。

46

（五）伤暑身热，头晕。

青蒿三钱　薄荷（后下）一钱

水煎服。

（六）夏季伤暑，烦躁口渴，腹满吐泻。

1. 白扁豆（炒）四两　藿香叶二两

共研细末，每服二钱，冷开水冲服，如有转筋（小腿腓肠肌痉挛），另加木瓜一两，水煎服。

2. 藿香　陈皮各一钱　香薷二钱

水煎服。

三十四、食物中毒

（一）误食野菰、毒蕈中毒，呕吐，腹痛，泄泻，心中烦乱。

生甘草一两　绿豆四两

煎汤频频灌服。在食后不到一小时者，可先用手指探咽催吐，然后再服上药。

备注：亦可单用生甘草四两，水煎频服。

（二）吃杏仁过多发生中毒，呼吸困难。

杏树皮（去粗皮取二层白皮）二至三两

水煎，频频灌服，中毒较重者应尽量多饮。

备注：用杏树根二三两煎服亦效。

（三）食蟹中毒，呕吐，腹痛，腹泻。

紫苏叶三两　生姜三大片

急火煎汤，频频饮用。

（四）一切食物中毒，恶心烦闷，发现在食后一二小时以内，食物大部尚在胃内者。

食盐五钱至二两（按年龄大小增减）

将食盐炒红黑，用开水搅化，频频灌服，一般在服后十分钟左右即可吐出，如不吐，可用手指或羽毛探咽催吐。

三十五、农药中毒

（一）农药中毒，头晕，恶心，腹痛。

47

1. 明矾一钱　大黄　甘草各五钱

水煎冷服，一次服完，一日内连服二剂。

2. 甘草四两　滑石粉五钱

甘草水煎冷后，冲服滑石粉，一次服完，连服两三次。

（二）误食"六六六"或"滴滴涕"等杀虫剂，引起恶心呕吐，精神紧张，甚至肌肉震颤等症状。

生鸡蛋一斤　明矾末　大黄各三钱

将鸡蛋打在碗内搅匀，加明矾末顿服或灌入，用手指或羽毛探咽催吐，再用大黄三钱水煎顿服导泻。

备注：亦可用硫酸镁 30 克，温水冲服导泻，禁用油类泻剂。

妇科疾病

一、月经不调

（一）月经赶前。

黄芩三钱　丹皮二钱　香附子三钱

水煎服，每日一剂，连服数剂。

（二）月经错后。

当归一两　肉桂二钱

用甜酒一斤，浸泡一周以上，每次服一至二两，每日一至二次。

（三）月经过多。

贯众炭

研末，每日二次，每次服二至三钱，每次以九节菖蒲一至二钱煎汤送服。

（四）月经不调。

1. 丹参一斤

晒干研末，每晚临睡前黄酒送服三钱。

2. 月季花（又名月月红）一两

水煎服，或用月季花根一两洗净，加酒炖服。

3. 益母草一两五钱　当归一两

水、酒各半煎服。

4. 制香附一两　丹参二两　益母草三两

49

共研细末，炼蜜为丸，每丸重三钱，每次一丸，每日早晚各一次，温开水送下。

（五）倒经。

1. 韭菜汁

将韭菜切碎，加盐水少许共捣，取汁，每次一小杯，每日一至二次，用童便冲服。

2. 鲜藕两段　侧柏叶二两

以上两味，捣烂取汁，加黄酒少许，每日一剂，分二至三次服用。

二、痛　经

（一）经行小腹疼痛。

1. 鲜姜（干者减半）　红糖各五钱

水煎温服。

2. 艾叶二钱　红糖五钱

水煎温服。

备注：最好在经行腹痛前先服一二剂，痛时续服。

（二）行经不畅，腹痛拒按，血色紫黑挟有血块者。

1. 益母草二两

水煎服。

备注：或用益母膏，每日二次，每次服一食匙，开水或红糖水调服。

2. 蒲黄　五灵脂各五钱　丹参一两

水煎服。

（三）月经不调，赶前错后，经行小腹胀痛。

丹参二两　制香附一两　炒茴香五钱

共研细末，经前经后每日早晚用黄酒冲服三钱，忌生冷。

（四）痛经（重症）。

当归　益母草各五钱　乌药三钱　生蒲黄　制香附各二钱　肉桂皮　吴茱萸各一钱

月经将行时，水煎服。

（五）痛经。

食盐半斤至一斤　葱白半斤　生姜四两（切碎）

上三味共炒热，装布袋中，温熨下腹部，凉后再炒再熨。

三、经　闭

（一）经闭。

1. 月季花　益母草各五钱

水煎，加黄酒温服。

2. 益母草一两　红糖二两

水煎，加黄酒二两，每日一剂，每晚睡前服。

（二）经闭，腹痛，烦急，大便干燥，口渴。

归尾　泽兰叶各三钱　益母草　桃仁各四钱

水煎服。

（三）病后体弱或发育较差，经血逐渐减少，头昏心慌，面色萎黄。

1. 鸡血藤三至四两

浓煎，加红糖温服，一日分三次服。

51

2. 胎盘—个

洗净，瓦上焙干研末，每日二次，每次服三钱，黄酒调服。

3. 当归　白芍各三钱　熟地四钱　益母草五钱　川芎二钱
水煎服。

四、功能失调性子宫出血

本病主要表现为经来血量增多，经期延长或不规则。

(一) 功能失调性子宫出血，经来量多。

1. 大蓟　小蓟　茜草　炒蒲黄各三钱　女贞子　旱莲草各四钱
水煎服。

备注：如经血紫红粘稠或紫黑，面色苍白，头目眩晕，心悸怔忡，口干心烦，大便干燥，可加生地、白芍各四钱；如经来色淡红，精神疲倦，可加党参、白术各三钱。

2. 棉花子　陈棕炭　贯众炭各三钱

棉花子炒成赤色，与棕炭、贯众炭共研细末，每次服三钱，每日服二次，黄酒送下。

3. 党参三钱　白术二钱　旱莲草四钱　覆盆子　紫河车（胎盘）各五钱
水煎服。

4. 生地—两　石斛五钱　棕榈炭五钱　天冬四钱
水煎服。

5. 胎盘—个

胎盘漂净，炭火烘干，研末，每日早晚各服一钱。

6. 莲房炭　乌梅炭各五钱

共为细末，一日二次，每服三钱，另以茺蔚子三钱，煎汤送服，连服五剂。

(二) 崩漏。

地榆一两

醋、水各半煎服，连服三天。

(三) 功能失调性子宫出血，淋漓不断，小腹疼痛。

炒五灵脂　香附　醋炒元胡各四钱　煅乌贼骨一钱五分

共为细末，每日二次，每次服三钱，黄酒送下。忌生冷。

五、带　下

53

(一) 白带。

1. 向日葵茎（去皮切片）五钱至一两

水煎加糖服。

备注：或用向日葵茎内白心，瓦上焙焦研末，每次服一钱五分，加少量白糖开水冲服，一日二至三次。

2. 臭椿根皮二两　棉花子五钱

上药捣碎，水煎服。

3. 白芷　海螵蛸各二两

白芷用石灰二两泡水浸一星期，然后将白芷从石灰水中取出，洗净晒干，与海螵蛸共研细末，每次服一食匙，开水或米汤送服。

备注：亦有以此方加血余炭一两，共研细末，每次服二至三钱，开水或陈酒送服。

4. 白果一枚

去壳衣，捣烂，用煮沸豆浆一小碗冲匀，每晨空腹服。

（二）带下稠粘，气味腥臭，淋漓不止。

淮山药（炒）一两　芡实（炒）六钱　黄柏（盐水炒）二钱　车前子（酒炒）三钱　白果（打碎）十枚

水煎服。

（三）白带量多，绵绵不断，腰背酸痛。

椿根白皮（炙）一两五钱　白芍（酒炒）五钱　黄柏炭二钱　高良姜炭三钱

共研细末，加入稠米汤做成如绿豆大小丸，每次服三钱，一日二次，开水送服。

（四）赤白带下。

1. 贯众一个

将贯众揉去毛及花萼，浸在米醋里湿透，取出放文火上焙焦，研为细末，每次服二钱，一日二次，空腹开水送服。

备注：又方，治赤带，用贯众炭一两二钱，每次服三钱，每晚临睡前用黄酒送服。又方，用贯众、海螵蛸各等分，研细末，每服三钱，每日二次，用黄酒送服。

2. 鸡冠花一两　扁豆花二钱

将扁豆花二钱晒干研末，用鸡冠花一两煎汤送服。每日一剂，连服数日。

六、滴虫性阴道炎

滴虫性阴道炎,阴痒。

1. 醋二两

加开水一倍,冲洗阴道,每日一次。

2. 大蒜数头

大蒜去皮,洗净,捣汁,浸湿消毒纱布条,睡前塞阴道内深处,放置十五至三十分钟后取出。连用七天。

3. 黄柏　苦参　蛇床子各五钱

水煎,作阴道灌洗,每日一次。

备注:上方中的任何一种,煎汤灌洗,但须加大剂量。其中以单用蛇床子者更为多见,常用量为一两至二两,用以煎汤灌洗阴道。经常与蛇床子配伍以治滴虫性阴道炎的药物还有苦楝皮、白鲜皮、地骨皮、花椒、艾叶、百部等药,可任选其中的一种与蛇床子同煎灌洗。外治法一般须连用一星期左右。

七、子宫脱垂(阴挺、阴茄)

(一)子宫脱垂(轻症)。

1. 炒枳壳一两

水煎服,每日一剂,可连服八至十天。另用本药一两,熬水熏洗子宫脱出部分。

2. 棕榈树根五钱至一两(鲜者加倍)

加红糖、黄酒各一两，水煎去渣，再打入鸡蛋一至二枚，煮熟，每日一剂，分二次服，连服八至十天。

（二）子宫脱垂（症较重者）。

1. 炒枳壳一两　益母草　炙黄芪各五钱　升麻二钱

水煎服，每日一剂，连服八至十天。

2. 炙黄芪一两　党参三钱　白术二钱　升麻一钱

用米酒少许，加水共煎，每日一剂，分二次饭前服，连服一星期。

备注：如无黄芪，可以棉花根二两代用。

（三）子宫脱垂及阴道壁脱垂。

炙黄芪一至四两　党参五钱至二两　当归　炙升麻各三钱　炒枳壳　益母草各五钱

水煎服，每日一剂，十剂为一疗程。轻症可服一疗程，重症用三个疗程。

备注：又方用补中益气丸，每日二次，每次服三钱。

（四）子宫脱垂，白带较多（湿热型）。

1. 五倍子二两

每日煎水洗患处一次，每日一剂，连用八至十天。

2. 苦参一两　枯矾一钱

煎水先熏后洗，每日一次，一日一剂。

3. 炒枳壳五钱　蛇床子　益母草各三钱

每日一剂，煎浓汤熏洗一次，如有糜烂面或溃疡者，可加黄柏、金银花各五钱同煎。

4. 五倍子三个　荷叶蒂五个，烧灰存性　冰片二分共研细末，撒于患处。

（五）子宫脱垂（气虚型）。

蓖麻子二十至五十粒

捣烂如泥，摊于白布上，贴患者头顶百会穴，如子宫上收时，应及时将药膏揭下。

备注：又方，用蓖麻子二十粒，捣烂，摊纸上，成膏药状，贴脐下一寸处。亦有以蓖麻子捣烂贴脐下三寸处。

八、妊娠恶阻

（一）妊娠恶阻，呕吐，心慌，不思饮食或得食即吐。

1.苏叶一钱至一钱五分　黄连七分

水煎服。或用灶心黄土一两，煅红投入清水内，取澄清液代水煎药。

备注：一般治妊娠呕吐，煎药量要少些，喝药宜慢慢饮下，大口服药有时反而引起呕吐。

2.灶心黄土二两　半夏三钱　生姜一钱五分

先将灶心黄土煅红，用开水冲入，取澄清液煎半夏、生姜饮服。

3.茯苓三钱　姜半夏　苏叶各二钱　佛手片一钱

水煎服。

4.柚子皮三钱

煎汤服。

（二）妊娠恶阻，呕吐较重者。

竹茹　橘皮各五钱　生姜　茯苓各四钱　半夏三钱

以水二碗，煎取一碗，分三次服。每日一剂，本方可连服数剂。忌食羊肉及醋。

《九、流　产》

(一) 胎动不安。

1. 苎麻根一至四两

水煎服，每日一剂。

2. 百草霜二钱　棕炭一钱　灶心黄土五钱

共研细末，每次服二钱，一日二次，温开水送下。

备注：烧煤的炉心黄土不能用，必须用烧柴草的灶心黄土。

(二) 习惯性流产，伴有腰酸腿软，小腹下坠，头昏耳鸣，尿频。

1. 山药四两　炒杜仲　续断 (酒炒) 各三两

共研细末，每日早晨用米汤送服三钱，连服一个月。

2. 莲肉　苎麻根　糯米各五钱

煎汤服。

3. 炒杜仲　淮山药　续断各四钱　桑寄生六钱　白术三钱

水煎服。

4. 桑寄生一两　菟丝子五钱　补骨脂三钱

水煎服。

《十、产后诸疾》

（一）产后血晕，昏厥不省人事。

1. 铁秤锤（或其它铁器如铁锤、铁片等）一个　好醋数两

将铁秤锤放火中烧红，马上投入醋内，即有烟气上冲，放在患者鼻前熏鼻，促使患者苏醒。如无铁器，用砖烧红，醋淬如上法熏鼻亦可。

2. 韭菜一把　醋一大碗

将韭菜切碎后放入大茶壶中，另将醋煮沸后，倒入茶壶内，将茶壶口对准患者鼻孔熏鼻，促使患者苏醒。

（二）产后血晕，神志不清。

荆芥穗（炒黑）一两

研为细末，每次服一钱五分，用热童便半杯调服。如出血过多发晕者，加当归一两，川芎五钱，水煎服。

（三）产后恶露不行。

马鞭草五钱

研细末，每日一剂，分二次用开水送服，或加红糖冲服。

备注：亦可用鲜马鞭草一至二两，水煎服。

（四）产后恶露不尽或恶露不下，瘀血腹痛及子宫收缩痛。

蒲黄　益母草　当归　五灵脂各等分

共研细末，每日二次，每次服三钱，黄酒或开水送服。

59

（五）产后流血不止。

1. 百草霜　血余炭各等分

共研细末，每日二次，每次服三至四钱，温开水加黄酒冲服。

2. 荆芥穗（炒黑）五钱　陈棕炭二钱　血余炭一钱

水煎服。

（六）产后大出血。

三七末

每次服八分至一钱，开水冲服。

备注：用三七末治疗产后大出血，待血稍止，即可换用上述"产后流血不止"所介绍的方子。

（七）产后瘀血腹痛。

1. 益母草五钱

水煎一次服下，亦可加入黄酒二两同服。

2. 山楂一两（生、焦各半）　香附一两

水煎服。

备注：单用山楂或香附亦可治疗产后腹痛，如用生山楂一两，煎汁去渣，加红糖同服；或用香附一两，炒焦为末，分两次用热米汤或开水送服。

3. 当归尾五钱　川芎　制香附　益母草各三钱

水煎服。

（八）产后腹痛，子宫缩复不全。

益母草四钱　生蒲黄　川芎各二钱　当归　山楂炭各三钱

水煎服。

（九）产后受风，周身关节疼痛。

当归四钱　桂枝　独活各二钱　桑寄生六钱　秦艽三钱

水煎服。

（十）产后血虚发热，时热时止，夜晚发热较甚，有自汗现象。

当归五钱　黄芪六钱　生姜一钱　红枣五枚

水煎服。每日一剂，连服五六剂。

十一、乳汁缺乏症

乳汁不足。

1. 鲫鱼

加水清炖，熟后连汤服下。

备注：又方（1）鲫鱼、豆芽，同煮服；（2）鲫鱼一条（半斤重），通草一钱，加水煮服。

2. 王不留行五钱　炙山甲三钱

水煎服。

备注：也可用王不留行三钱，与猪蹄两、三个或当归五钱煎服。单用王不留行水煎服亦可。

3. 新鲜猪蹄二至四个　路路通二十个

同煮熟，去路路通，连肉带汤一日内分三至五次服完。

备注：又方，猪蹄加通草二钱，葱白三条，煮汤炖服，每日一剂，连服三日。

4. 胎盘一个

洗净，低温烘干，研末，每服一至二分，日三次。

61

《十二、回 乳》

(一) 断乳，乳房胀满。

炒麦芽二至四两

水煎服。或研末，每次服五钱，每日二次，温开水送下。

(二) 产后乳汁自出不止。

黄芪三钱　五味子八分

水煎服。也可将上药研末，每日一剂，分二次用甜酒冲服。

62

儿科疾病

一、麻 疹

（一）麻疹隐隐不出，或疹出不透，无合并症。

1. 香菜（又名芫荽、胡荽）一斤

先将水煮开后，投入香菜，煮一二沸（不必多煮），等药液稍温后，用毛巾浸药液轻擦手足或全身，最好能擦后微微出汗。擦时要注意室内保温，勿使患儿受风（下同）。

备注：亦可取香菜三钱，水煎，每日一剂，随时饮用。或用香菜子三钱煎服亦可。

2. 紫背浮萍一碗

加水二大碗，煮开，待稍温后，浸入毛巾拧干，趁热把毛巾敷在患儿前胸后背及手脚等处，连续温敷两三次。

备注：亦可用浮萍煎水让患儿当水饮用。两岁小儿日用量一至二钱，随年龄大小增减。

3. 西河柳（又名赤柽柳）二三两

水煎，趁热擦全身。

备注：亦可用西河柳三五钱水煎当水饮。

（二）麻疹发疹期、恢复期。

鲜茅根（或鲜芦根亦可）二至三两

63

洗净，切成段，急火浓煎，待温凉后连续饮用。

（三）麻疹初起一二日，疹子不出或出而忽回，高烧咳嗽。

净麻黄一钱　鲜芦根一尺　银花三钱　连翘三钱　蝉衣一钱

水煎温服，每日一剂，分三四次服。

备注：又方，麻黄五分，鲜芦根一尺，煎服。本病如发现有合并肺炎症状者，应参考肺炎部分进行治疗。

（四）麻疹过后，微咳咽干。

海蜇头一两　荸荠六七个

共切碎，煎汤当水频饮，每日一剂，连服三五天。

备注：又方，荸荠六七个，芦根一两煎服亦可。

二、白　喉

（一）咽部白喉，发热，口渴。

1. 玄参三钱　生地四钱　麦冬三钱　甘草二钱　或加金果榄（打碎）一钱

水煎服。

2. 生石膏（先煎）五钱至一两　麦冬三钱　金果榄一钱甘草一钱

水煎服。

3. 黄柏六钱

加水煎成半茶杯药液，一日三次，作喉头喷雾。

4. 西瓜霜四钱　朱砂三分　雄黄三分　冰片二分

共研细末，取少许吹入喉中，隔一小时吹一次，吹后有痰涎流出，白膜即可逐渐消退。亦可单用西瓜霜加冰片作吹药用。其比例为 20：1，即西瓜霜二钱加冰片一分。

备注：此方在南方夏季易于潮解，可加入煅人中白一钱即可防止。

（二）白喉。

青鱼胆三个　甘草末四钱五分

晒干和匀，研细末，每日三次，吹入喉中。

备注：亦可用青鱼胆阴干，研末吹喉，或用新鲜青鱼胆汁滴入喉中。

（三）喉白喉或蔓延及于气管者，喉中有拽锯声，喘息急迫，烦躁不宁。

1. 鲜土牛膝根一两至二两

洗净，捣汁，温服，催吐。如在冬季，宜于捣后用开水浸片刻再挤，方能出汁。

备注：如无鲜的，可用干土牛膝根五钱，水煎服。土牛膝根捣汁或浓煎液还可作含漱剂或喷雾剂。土牛膝为菊科植物兰草（华泽兰），以根入药。产中南及华东各省。系多年生草本，高 3 至 6 尺，枝梢生柔毛。叶对生，具短柄，叶片卵形或长卵形，长 0.8 至 1.5 寸，边缘有粗圆锯齿。秋季开小花，头状花序集成伞房状。

2. 斑蝥二个　乌梅二个

将斑蝥去头足，研成细末，再加入乌梅肉共捣烂，取如豌豆大二粒，敷于颈部两侧人迎穴上，约三至四小时后，起泡，去药，将泡用消毒针刺破，放出液体，涂

65

以红汞，外加纱布，用橡皮膏固定。

备注：又方，单用斑蝥一个研粉，稍加凉开水调匀成粒状，外敷发泡也可。

三、猩 红 热

（一）猩红热初起，发热，头痛，咽痛，皮疹。

牛蒡子三钱　薄荷　蝉衣各一钱

水煎服。

（二）猩红热，发病两三日，发热，咽痛，皮肤弥漫性潮红疹点，口围苍白，舌面红赤。

蒲公英　紫地丁各五钱　玄参四钱　银花三钱

水煎二次，分四次在一日内服完，可连服三五天。症状消退后，每日以鲜茅根一两，煎汤饮用，连服一周。

66

四、百 日 咳

百日咳，阵发性连续痉咳，伴有鸡鸣样声音。咳后吐大量粘痰。

1. 鸡苦胆一个

用针刺破鸡胆，挤出胆汁，将胆汁烘干，加入适量的白糖研末调匀。患儿周岁以下，分三天服完；一岁至二岁，分两天服；两岁以上，一天服一个，每天分二至三次服，可连续服。

备注：如无鸡苦胆，可改用猪苦胆一个，用法同上，患儿周岁以下，分十八天服完，一岁至二岁分十二天服，两岁以上分六天服，每天分服二至三次。

2. 鱼腥草一两

水煎服，每日三至五次温服，连服三五日。

3. 炙百合四钱　炙款冬花五钱

水煎服。每日一剂，连服三四日。

4. 大梨一只　橘红二钱

将梨挖去心，装入橘红，水煮连梨带汤一同服下。

备注：又方，用大梨一只，挖去心，装入川贝粉一钱，烧（或蒸）熟，用茅根煎汤送下。或用大梨一个，切开，挖去心，放入麻黄一二分，用线扎紧蒸熟，去麻黄，只吃梨和汤。

5. 陈皮　麦冬各二钱　百部根四钱

水煎服。

6. 大蒜

大蒜去皮，洗净捣烂，纱布过滤，每10毫升蒜汁中加凉开水70毫升，再加陈皮糖浆20毫升（或加糖一两，加凉开水至100毫升，摇匀使溶解）。二岁以下，每日三次，每次5毫升；二至五岁每次8毫升，每日三次；五岁以上，每次10毫升，每日三次。

备注：本方也可治小儿消化不良，小儿胃肠道感染。

7. 百部　鲜桑叶各五钱　枇杷叶（刷去毛）二至三钱

浓煎加糖一匙，每日一剂，分两次服。

五、流行性腮腺炎（痄腮）

（一）流行性腮腺炎，一侧或两侧腮腺肿胀，发热口渴，局部疼痛和触痛。

1. 板蓝根　夏枯草各三钱

水煎服。

备注：亦可单用板蓝根五钱，水煎服。

2. 蒲公英　银花各三钱　生甘草一钱

水煎服。

3. 紫花地丁五钱

水煎服。

（二）两腮肿大微疼，张口吃食不便，咀嚼时疼痛增加。

68

1. 鲜蒲公英一握

连根带叶洗净，捣烂，加鸡子清一个（加醋亦可）调匀，摊敷患处，干后取下再换。

2. 鲜菊花叶（或野菊花叶）一把

捣烂如泥，加醋少许，贴患处，干后取下再换。

3. 鲜大青叶茎半斤

捣烂，取汁一小杯内服，其渣外敷患处。

备注：用染衣服的靛青或青黛适量，水调涂患处亦可。

4. 生大黄三钱

研末，用醋调敷患部，一日二次。

5. 赤小豆

研细，调好醋厚敷肿处，稍凉即换。

六、小儿消化不良

（一）小儿胃口不好，消化不良，经常便泄，或婴儿排奶瓣样、蛋花样大便。

1. 炒神曲　焦山楂　炒谷　麦芽各三钱

水煎服，每日一剂。婴幼儿药量可酌减，并可加鸡内金一钱。

2. 饭焦锅粑（焦透）适量　砂仁三分

研匀，酌加白糖，每日一剂，一日分二至三次，温水调服。

3. 鸡内金三钱

水煎服。或研末，开水冲服。

（二）小儿消化不良，腹胀，便泄不止。

1. 鲜白扁豆花一两

水煎服。

2. 茶叶一两五钱　秦皮三钱

上药用水浸泡一昼夜，以水一碗，煎至半碗。一岁以下，每次服半食匙；一至二岁，每次服一食匙；三至四岁，每次一食匙半。一日三次。

七、小儿疳积

（一）小儿脾胃虚弱，食少消瘦，将成疳疾。

党参　炒白术　莲肉各三两　山楂炭二两　陈皮　砂

69

仁各一两

共为细末，每次服二钱，每日二次，温开水送服。

(二) 小儿疳积，面黄肌瘦，善食腹大，精神萎靡。

1. 大蟾蜍一个　砂仁适量

砂仁研末，装入蟾蜍腹内令满，缝口，周身用黄泥封固，炭火煅红，待凉，去泥，研末，每日二次，每次服五分，用陈皮三钱，水煎分二次送服。

2. 核桃仁二个　神曲五钱　莱菔子三钱

焙焦研末，水煎加红糖少许，分二至三次服。

3. 蟑螂

焙黄，去头、足、翅，研末，每日吞服五至七只。

《 八、小儿遗尿 》

小儿夜间遗尿或夜尿多。

1. 桑螵蛸　益智仁各五钱

水煎服。

备注：十二岁以上患者可增量至各一两。

2. 乌药　益智仁各等分

共研细末，每次服二钱，一日二次，白开水送下。

3. 刺猬皮二份　益智仁一份

将刺猬皮烘干，与益智仁共为细末，制丸，每丸重约三钱。每日早晚各服一丸，温开水送下。

4. 鸡肠一具

剖开洗净，焙干，研细末，每日二次，每次一钱至二钱，温开水送下。

70

外科疾病

一、毛囊炎（疖）

（一）毛囊炎。

1. 大青叶五钱

水煎内服，每日一剂，药渣用以外敷。

2. 金银花一两　甘草一钱　生绿豆五钱

每日一剂，煎汤代茶饮。

（二）多发性疖肿。

金银花　蒲公英各五钱　野菊花　紫花地丁各三钱 甘草一钱五分

每日一剂，水煎服。

（三）小儿暑天头部生痱，痱连成疖，肿痛，或成脓水。

苦参一两

将苦参分三份，每天用一份，水煎去渣，每日洗患处一至二次。连用七天。

二、丹　毒

（一）丹毒初起。

1. 鲜板蓝根或鲜马齿苋适量

71

用上药之一种洗净后，捣烂如泥，外敷患处。亦可用鲜板蓝根一两或鲜马齿苋二两，水煎服，每日一剂。

2. 大黄 芒硝各五钱

共研细末，以茶水或鸡蛋清调敷。

备注：或以大黄末和鲜侧柏叶（捣烂）敷患处。

3. 芙蓉叶

晒干，研细末，以菜油调敷患处。或加植物油配成20％油膏外用。

（二）丹毒全身发烧，局部红疼。

金银花一两 丹皮三钱 生山栀二钱

每日一剂，水煎服。

备注：如全身症状较重，内服方还可参阅疔肿、指头感染。

72 《 三、指头感染 》

这是一种手指急性化脓性疾病，由于病灶部位不同，可分为甲沟炎、脓性指头炎、化脓性腱鞘炎等。通常均叫指头感染。

（一）早期未化脓，症状较轻者。

紫花地丁 野菊花各一两

每日一剂，水煎服。

（二）已成脓或未成脓，症状较重者。

金银花 蒲公英 紫花地丁各五钱至一两 野菊花三至五钱

每日一剂，水煎服。

（三）初起未化脓时。

1. 鲜马齿苋　鲜蒲公英　凤仙花（又名指甲花）适量

用上药中之任一种捣烂，敷患处，每日换药二次。

2. 雄黄　大黄　黄芩　黄柏各等分

共研细末，麻油调敷；或用凡士林配成 20％软膏外敷，每日换药一次。

四、急性脓肿

（一）红肿疼痛，尚未化脓时。

1. 鲜芙蓉花叶

捣烂贴敷。干者研细末，茶水或食油调匀，敷于患处，每日换药一次。

备注：鲜的亦可加少许生大黄共捣烂外敷，消肿更好。

2. 野菊花连茎叶—两

每日一剂，水煎服。并可捣烂外敷，每日一次。

3. 马齿苋　蒲公英各—两

每日一剂，水煎服，鲜的可捣烂外敷。

（二）红肿痛较重，伴有发热较高者。

板蓝根—两　金银花　紫花地丁　大青叶　蒲公英各五钱

每日一剂，水煎服。

（三）初起红肿，或脓成未破，或已破溃。

1. 桉树叶（新鲜的老叶）

研细末，用凡士林调成 10％软膏，贴敷患处，每

73

日换药一次。

2. 仙人掌一两 生石膏二两

仙人掌去刺捣烂，用石膏末调匀，外敷，每日换药二次。

3. 黄芩 黄柏 大黄 芙蓉叶各等分

共研细末，用麻油调或用凡士林配成 20％软膏，敷患处，每日一次。

（四）破溃流脓者。

大蒜数头

大蒜去皮，洗净，捣烂成泥加凉开水，蒜泥与水比例为 1：4，每日冲洗三四次，冲洗后，用 10％大蒜液涂敷。

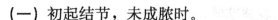

五、颈淋巴腺结核

74

（一）初起结节，未成脓时。

1. 鲜独角莲

捣烂，外敷患处，每日一次。

备注：独角莲为天南星科植物大犁头尖，以块茎入药。华北、西北、东北各省均有产。系多年生草本，块茎似芋艿。叶似芋叶而无毛，戟状箭形，长 3 寸至 1.5 尺，宽 2 寸至 1 尺。初生叶片向右卷旋呈尖角状。

2. 玄参 牡蛎（煅后醋淬） 川贝母各二两

共为细末，炼蜜为丸（每丸重一钱），每次服二至三钱，一日二次，温开水送服，或以夏枯草五钱煎汤送服。

3. 玉簪花根

捣烂成泥，贴敷患处，每日一次。

备注：玉簪花根为百合科玉簪花的根部。我国各地广有栽培。系草本植物，叶由根部簇生，叶片大而宽阔，有光泽，卵状心脏形，长五寸至一尺，阔三至七寸，顶端急尖，叶上有明显的脉，叶柄长 7 寸至 1 尺。

4. 奶奶草（即泽漆，又名灯台草）

水煎去渣，文火熬成膏，早晚各服一食匙，并可外敷患处，每日一次。

（二）已经破溃或已化脓而未破者。

1. 夏枯草八斤　何首乌二斤

加水浓煎，去渣，熬成膏，每日早晚各服一食匙，开水冲服，并可外涂患处。或以夏枯草一两，何首乌三钱。每日一剂，水煎服。

2. 守宫（壁虎）

（1）焙干，研粉，每日服三次，每次服二分，开水送服。（2）壁虎一条，鸡蛋一个去蛋清，将壁虎装入，封口，蒸熟，连蛋一起吃，每天一个。（3）壁虎研粉，麻油调，敷患处，每日一次。

（三）颈淋巴腺结核已溃破者。

毛毛草（狗尾巴草）数斤

将草全株洗净，放锅内加水至浸没草为度，煮沸约一小时后，用两三层纱布过滤，取其滤液再熬成膏（呈黑褐色）。将膏涂纱布上贴患处。隔日换一次。

备注：初敷药时局部可能有些疼，以后渐消失。毛毛草为禾本科植物狗尾草，以全草入药。全国各地皆有产。系一年生草本，高一至三尺。叶如禾草状，窄长，叶脉平行，叶上密被毛茸。圆锥花序形如狗尾，故有狗尾草或狗尾巴草之名。

（四）已破溃或形成瘘管窦道者。

红粉二钱　煅石膏八钱　冰片五分

共研极细末，撒少许于疮面上，对瘘管或窦道则用纸捻蘸药粉插入。上此药后腐肉脱落较快，疮面出现新生肉芽。

六、骨关节结核

（一）骨关节结核早期或晚期，未溃或以已溃者。

1. 乌龟一只

将龟缚紧，黄泥封固，在炭火上煅焦后，去泥，研细，每次服二钱，每日二次。亦可将龟粉半斤和大枣（去核）半斤，捣和做成丸，早晚各服四钱。

2. 大乌龟一个（约一斤）　雄黄五钱　胡椒　山甲片各三钱

先将药末入龟颈内，以绳缚住，盐泥严封，火煅存性，研细末，水泛为丸如黄豆大，每次服三至五丸，每日服二次。

（二）骨关节结核，已溃破成瘘管窦道者。

1. 蜈蚣　全蝎各一两　甘草一钱

共研细末，每日服二次，每次五分。同时用5％黄连素溶液，冲洗瘘管，每日或间日一次。

2. 红升丹_{一钱}　冰片　朱砂_{各六分}　儿茶　雄黄_{各二分}
生石膏_{四钱}

共研细末，以纸捻或纱条蘸少许填入瘘管内；或以米糊二钱和药，搓成药条备用。

《七、胆石症》

（一）肝胆管及总胆管泥沙状结石，或胆道较小的结石在静止期者。

1. 金钱草_{二两至八两}

水煎服，每日一剂，鲜草用量加倍，有黄疸者用量要大。

2. 玉米须　芦根_{各一两}　茵陈_{五钱}

水煎服，每日一剂。

（二）胆石症发作期及伴有胆道感染者。

1. 金钱草_{二两}　茵陈_{一两}　广木香　郁金　黄芩　枳壳_{各三钱}

水煎服，每日一至二剂。发热高加金银花、连翘各五钱；黄疸者加龙胆草、山栀各三钱；大便秘结加大黄（后下）、玄明粉（冲服）各三钱；恶心呕吐加竹茹或陈皮、姜半夏各三钱。

2. 广木香　枳壳　黄芩　大黄_{各三钱}　黄连_{一钱}

水煎服，每日一至二剂，每剂煎服二次。有黄疸者加茵陈一两，大便秘结加玄明粉三至五钱（冲服）。无黄连改用黄柏三钱。

八、泌尿系结石

(一) 肾及输尿管结石。

1. 金钱草　玉米须各一两（或玉米根及叶四两）

水煎服。无金钱草亦可单服玉米须或根及叶。

2. 海金沙　冬葵子　滑石各五钱至一两　牛膝五钱　车前子四钱　石韦三钱　枳壳二钱

水煎服，每日一剂。

3. 冬葵子三两　茯苓一两　芒硝五钱　甘草三钱　肉桂二钱

共研细末，每日服三次，每次一钱。

(二) 膀胱结石。

1. 海浮石　生甘草各等分

共研细末，每日三次，每次五分至一钱，饭前服。或海浮石一两（打碎），生甘草一钱，水煎服，每日一剂。

2. 金钱草　鱼腥草　车前草各一两　蝼蛄五只

将蝼蛄焙干，研粉。以前三味药煎汤送服，每日服一次。无金钱草、鱼腥草时，改用萹蓄、瞿麦、石韦各五钱。

3. 柳树叶　赤小豆　玉米须或根叶各一两　滑石粉　黄柏各五钱

水煎服，每日一剂。

(三) 膀胱、尿道结石。

黄蜀葵花子一两

炒后研细末，每服一至二钱，饭前用热米汤或温开水送服。

《九、乳 腺 炎》

乳腺炎初起，全身发冷发烧，局部红肿热痛，内有硬核，但尚未化脓者。

1. 蒲公英二至四两

水煎服。每日一剂，分二次服。药渣趁热敷患处，一日二次。

备注：亦可用鲜蒲公英根一斤，洗净，捣烂，绞汁，每日一剂，分二至四次服；或蒲公英二至四两（鲜的加倍），煎汤，以毛巾浸湿，热敷患处，每次一小时左右，一日三至四次。

2. 全瓜蒌一个

捣烂，水煎去渣（或加黄酒一杯），一次服下，每日一次；服后盖被令微微汗出。

备注：亦可用全瓜蒌焙焦研末，每日二次，每次服三钱，黄酒送下。

3. 露蜂房二个

炙后研细末，每次服一钱，黄酒送下，一日三至四次。

4. 紫花地丁一两

研细末，分三次用黄酒送服，一日服完，连服数日。

5. 全瓜蒌一个　银花藤　蒲公英各六钱　生甘草二钱

79

每日一剂，水煎服。

6. 陈皮一两　甘草二钱　山栀子二钱

水煎服。

7. 鲜芙蓉叶三两

捣烂，加醋或盐少许，敷患处。

十、急性阑尾炎

(一) 阑尾炎初起，症状不重者。

1. 红藤二两　紫花地丁一两

水煎服。每日一剂，分四次服完。

2. 红藤一两　败酱草五钱　黄芩三钱

每日一剂，水煎服。

(二) 阑尾炎初起，右下腹痛，便秘者。

大黄四钱　丹皮三钱　桃仁 (打碎)　　冬瓜子各五钱
玄明粉三钱，分二次冲服

每日一剂，水煎分二次服。

**(三) 右下腹痛较重，而发热较轻，大便不成形或
腹泻。**

生苡仁一两　败酱草八钱　制附子二钱　广木香　枳
壳各三钱

每日一剂，水煎服。

(四) 右下腹痛较重，压痛及反跳痛明显，发热高。

银花一两　连翘五钱　丹皮　黄芩　山栀　大黄　广
木香　枳壳各三钱

每日二剂，水煎分四次服。

备注：无丹皮改赤芍；口渴加天花粉三钱。

《十一、肠 梗 阻》

（一）肠梗阻，阵发性腹痛，呕吐，数日不大便，腹胀较轻者。

豆油半斤

两小时内分两次服完，儿童酌减。如无豆油，亦可用香油。

（二）肠梗阻，患者身体较壮实者。

厚朴 莱菔子各一两 代赭石 竹茹 枳壳各三钱 大黄五钱 元明粉一两（分二次冲服）

水煎分二次服，一日服完，大便通畅后停服。

备注：小儿、老人、体虚者均应减量。

81

《十二、脱 肛》

（一）小儿脱肛较轻者。

1. 石榴皮（蒂部不用）一个

微炙，加红糖三钱，每日一剂，水煎，早晨空腹顿服，三岁以上小孩每次服一个，一二岁小孩分三次服，每日一次。

备注：又方，用石榴皮五钱，明矾三钱。水煎后熏洗脱肛处，每日一次。

2. 蝉衣 蜗牛 鳖头（甲鱼头）

任选上药中之一种焙干，研细末，用油调敷患处，每日一次。

(二) 小儿或成人脱肛较重者。

1. 五倍子　明矾各五钱

水煎，每次大便后，趁热熏洗约一刻钟到半小时。然后以五倍子、煅龙骨、煅牡蛎（或赤石脂）各等分，共研细末，将药粉适量撒在脱肛部粘膜上，用纱布托回肛门内。每次大便后治疗一次。

2. 甲鱼头（烧灰存性）二只　五倍子炭六钱　梅片五分

共研细末，先用温开水放少许高锰酸钾（1/2000），将脱肛处洗净，揩干，将药粉适量撒在脱肛的粘膜上，然后将脱肛复位。每次大便后施行一次。

3. 生黄芪五钱　五倍子三钱　升麻三钱

每日一剂，水煎服。

4. 党参一两　升麻三钱　甘草二钱

每日一剂，水煎服。老年及体质虚弱者，以及脱肛较重者，宜内服外用同时使用。

备注：又方，用黄芪二两，防风一钱，水煎服。

十三、痔　　疮

(一) 外痔或内痔脱出或混合痔。

马齿苋　冬青叶　大蒜瓣（或大蒜茎叶）　鱼腥草各五钱

每日一剂，水煎二次，早晚各熏洗患处一次。

(二) 外痔。

鲜无花果十个

水煎洗患处。

（三）外痔发炎或内痔嵌顿肿疼。

1. 大田螺数个

将田螺盖除去，放入冰片少许，不久流出水，用其水涂痔核上，一天三四次。

备注：无冰片可改明矾。

2. 蛇蜕一尺　冰片二钱　香油一两

蛇蜕焙焦存性研末，与冰片共研细粉，用香油调匀即成。以棉棒蘸药涂痔核上，每日四至八次。

3. 马钱子数个

将马钱子在醋内研磨（盛器要粗糙），然后取醋涂痔核上，一日三次。

备注：刚涂上时痛可能加重，但不久即可痛减。本品有毒性，慎勿入口。

（四）外痔脱出疼痛。

海螵蛸

研细末，用生麻油调成膏状，外敷，早晚各一次。

（五）痔核肿痛，内痔脱出较轻者。

芒硝一两　明矾五钱

以热开水一大碗冲化，趁热熏洗。每日一至二次。

（六）痔核发炎，内痔脱出，肿痛较重者。

马齿苋一两　五倍子　芒硝　侧柏叶各五钱

水煎成 1000 毫升左右，趁热熏洗，每日二次。洗后涂上玉冰膏（五倍子五钱，冰片五分，共研细末，用凡士林二两调匀）或单用五倍子粉以麻油调涂。

（七）痔疮出血。

83

1. 鲜荸荠一斤

将荸荠一斤洗净，加红糖三两及水适量，煮沸一小时，取荸荠汤，一次或分次服，以上为一日量，连续服三天。或每日生吃鲜荸荠四两，分一二次服。

2. 槐花　侧柏叶　地榆各三钱

每日一剂，水煎服。或炒炭研末，开水送服。

备注：出血较多可加当归、仙鹤草各五钱，生地一两，每日一剂，水煎服。

3. 旱莲草一两　蒲黄　生地各三钱

每日一剂，水煎服。

十四、烫伤、烧伤

以下介绍的处方，一般适用于烫伤、烧伤面积较小程度较浅（一度、二度）的烧烫伤患者。如为大面积深度烧烫伤，应送医疗机构作紧急处理和综合治疗。

（一）烫伤、烧伤，红肿灼痛起水泡。

1. 生大黄适量

研细末，调鸡蛋白（或香油、桐油）涂患处，亦可用米醋调匀涂敷。

2. 生地榆　大黄各一两

共研细末，用植物油调敷患处。或单用地榆研粉以植物油调敷也可。

3. 香油四份　大黄二份　蜂蜡一份

香油熬开后，放入大黄炸枯取出，再放蜂蜡。搅匀待冷，涂患处，纱布覆盖。

4. 桐油一两

搽涂患处，如水泡破裂，患处化脓，可撒上生地榆粉或黄柏粉。

5. 生石灰五斤

将石灰置瓦盆中，加凉水搅拌，放置过夜，弃去水上结白霜一层，取出中层澄清液，用食用植物油调敷患处。

6. 青果一两

青果水煎（每两青果用水两小碗煎取半碗）放凉，涂搽患处。

(二) 开水烫伤，或轻度烧伤。

1. 绿豆粉一两

用鸡蛋清调抹患处。

2. 米醋二两

搽涂患处，有止疼和预防起泡的作用。

85

十五、冻疮

(一) 冻疮初起未溃。

1. 辣椒秧或茄子秧二三棵

水煎后，熏洗患处，每日一次。

2. 艾叶二钱　葱白带须七个　花椒七粒

水煎，洗患处，每晚一次。

3. 山楂不拘量

煮熟，去核，取肉捣烂，贴敷患处，每日换一次。

4. 甘遂　甘草各一两

水煎后，浸泡患处，每日二次，每次约二十分钟，或共研细末，用油或凡士林调成糊状贴敷患处，每日一次。

5. 辣椒　生姜　白萝卜

将辣椒的里层贴在冻疮处磨擦；或用生姜汁擦；或将萝卜切成厚片，烤热后磨擦。每日两三次。

（二）冻疮已破溃。

1. 马勃一块

贴敷患处，一或二天换药一次。

2. 樟脑一钱　凡士林一两

樟脑研细加入凡士林中和匀，涂患处。每日一次。

3. 黄丹四钱　熟石膏六钱

共研细末，或将药粉直接撒在疮面上；或用油调或用凡士林配成 20％ 软膏贴敷。

4. 熟石膏　海螵蛸各五钱　青黛二钱

共研细末，香油调涂患处，每日一次。

备注：冻疮破溃有炎症者亦可用本方。

5. 干姜片（炮微黄）　枯矾各等分

共研细末，撒少许于患处，每日或间日换一次。

6. 柿子皮

烧灰存性，研细末，用熟菜油调敷患处，每日一次。

十六、昆虫咬螫伤

（一）蜂、蝎螫伤，蜈蚣及其它毒虫咬伤。

1. 肥皂水　碱水　煤油

用肥皂水或碱蘸水涂擦患处；或用煤油调碱面涂患处。

备注：黄蜂螫伤用醋涂，不用碱水涂。

2. 大蒜或生姜

捣烂或取汁涂敷患处。

3. 凤仙花（指甲花）全株

洗净捣烂，敷患处。有肢体麻木或有怕冷发热等症状，可捣烂取汁，每次服一两。

4. 白矾　雄黄各少许

研细末，也可单用其中一种，水调涂患处。

5. 烟油或烟灰

旱烟管内的烟油取出少许涂患处，或用纸烟灰（旱烟灰亦可）用油调匀涂患处。

（二）蜈蚣咬伤，蜂螫伤，毛虫螫伤。

1. 鲜芋头或梗

捣烂外敷，或将其梗折断，用其汁搽患处。

2. 鲜马齿苋

捣烂外敷患处。

（三）蜈蚣咬伤。

草纸灰

将草纸卷成纸管，火点燃，待烧一段后吹灭，立即以其灰涂患处。

（四）蝎子螫伤。

1. 新鲜瓦松

洗净去根，捣烂取汁。把螫伤处洗净后用消毒过的

87

三棱针刺破，挤去毒汁后用瓦松汁涂患处，一天数次。

2. 活蝎子六条

将蝎子放在酒精50毫升里浸泡，二天后即可应用。取其酒精涂于螫伤处。愈早涂药，效果愈好。

（五）水蛭（蚂蟥）吮伤，出血。

竹叶

烧灰存性，研细，敷患处。

十七、毒蛇咬伤

被毒蛇咬伤后，必须立即用绳子或布条在伤口上端结扎紧，以免毒液进入血循环，并迅速将毒液由伤口挤出，然后再用药物进行处理。

1. 半边莲（鲜或干均可）一两

每日一剂，水煎服。或用鲜的捣汁，开水送服，并搽涂伤口，或用本药捣烂围敷伤口。

备注：亦可用半枝莲，剂量用法同半边莲。半边莲为桔梗科植物半边莲，以全草入药。华东、中南、西南各省均有产，生于浅水池沟湿润地带。系多年生小草，茎细弱，长3至8寸，直立或匍匐，节处着地生根。叶互生，线形至线状披针形，长3至8分，宽1至2分，边缘有细锯齿或近无齿。花单生，淡红色，花瓣5裂，偏于一侧。此种半枝莲为景天科植物佛甲草，以全草入药。产华东及中南各省，系多年生草本，全株光滑无毛。茎软弱，下部节处生根，上部斜形，高4至8寸。叶小，轮生、对生或互生。线形，长约2分，宽约0.6

分，厚约 0.3 分，无叶柄。

2. 旱烟油（烟管内的油）二或三钱

以水冲服，并外搽伤处。

备注：无烟油亦可用烟叶捣烂敷伤处。（烟油有毒性，内服须注意勿过量。）

3. 雄黄二钱　大蒜一钱

共捣烂敷伤处。

4. 雄黄　白矾各一钱　白芷三钱

共研细末，每日二次，每次成人服一钱，小孩服五分，温开水送服。并可以药粉水调围敷伤口。

备注：本方亦可去白芷加海螵蛸或生大黄各等量，共研细末，外敷。

5. 雄黄五钱　五灵脂一两

共研细末，每服二钱，每日一至二次，酒冲服。并可用醋或酒调敷咬伤处。

备注：雄黄有毒，不能多服。

6. 生蚯蚓七条　扁豆叶五钱　食盐四钱

共捣烂，敷于伤处。

十八、癌　症

（一）试治各种癌症。

1. 鲜核桃枝一尺　鸡蛋四个

加水煮至蛋白凝固后，敲碎蛋壳再煮四小时，每次服鸡蛋二个，一日服二次，连续服用。

备注：又方用花椒树枝煮鸡蛋，用法同上。

89

2. 露蜂房　蝉蜕　僵蚕各等分
共研末，炼蜜为丸，每日服二次，每次服三钱。

3. 半枝莲　石见穿各一两
水煎，每日一剂当茶频喝。

备注：该半枝莲为唇形科植物狭叶韩信草，以全草入药。产华东、中南、西南各省。系多年生直立草本，高5寸至1尺，有分枝。茎四棱形无毛。叶对生，卵形至披针形，长2.5分至1寸，宽1.3至5分，边缘生有稀疏的钝齿，两面均无毛。花青紫色唇形，常偏于一侧，花落后，有钟形的花萼存留。石见穿为唇形科植物紫参（华鼠尾草），以全草入药。华东、西南、中南各省均有产。系一年生直立草本，高7寸至2尺。茎常单一，有时分枝，四棱形，被柔毛。叶对生，生于上部的叶为单叶，卵形，生于下部的叶为复叶，由三小叶组成，叶片边缘均有圆锯齿。花紫色，唇形。在穗上作轮状排列。

（二）试治肺癌。

玳瑁　海藻　龟板各五钱　鸦胆子二钱五分　蟾酥二分
将前四味放新瓦上，上覆一新瓦，放在炭火上焙至黄色为度，研为细末，加蟾酥研匀备用。每次服二分，装胶囊中，每日二次，白开水送服。根据身体强弱，可酌情增减剂量。

骨伤科疾病

一、跌打损伤

（一）四肢肌肉、关节扭伤或挫伤后疼痛者。

1. 炒香附四钱　姜黄六钱

共研细末，每日三次，每次服一钱。孕妇忌服。

2. 土鳖虫

焙干研末，每日二次，每次一钱，黄酒冲服。

3. 一枝蒿

研细末，每日二次，每次一厘，黄酒冲服。

备注：此药有毒，服用需注意，孕妇、小儿忌用。一枝蒿为毛茛科乌头属植物雪上一枝蒿，以根部入药。产于云南。系多年生草本，茎直立，高1.5至2尺，叶互生，叶片掌状三深裂，裂片有三浅裂，其上还有深浅不等的缺刻。根圆柱形，长1至2寸，直径2至5分，黄棕色。

4. 鲜马齿苋一斤

洗净捣汁，分服三次，一日服完。

（二）跌打损伤，闪腰岔气，血淤肿痛。

土鳖虫　煅自然铜各五钱

共研细末，每次服五分，一日服二次，白开水送下。

（三）四肢肌肉、关节扭伤或挫伤后无骨折及皮肤损伤，而局部肿痛甚至青紫者。

1. 韭菜 适量

捣烂，敷患处，每日一次。

2. 生明矾　五倍子 各等分

研末水调，敷患处，每日一次。

3. 茜草　黄柏 各三钱

研末水调，敷患处，每日一次。

4. 生大黄末 一钱　鲜葱白 五根　生姜汁 三钱　面粉 适量

共捣如泥，加白酒少许，敷患处，每日一次。

5. 生栀子 四两　鸡蛋白 两个　面粉 一两

将栀子研末，加蛋白、面粉，水调成糊状，厚敷患处，每日一次。

备注：本方亦可去鸡蛋白加生姜三钱或葱白七根捣烂，用白酒调成糊状外敷患处。

6. 生栀子 一两　白胡椒 五钱

共研细末，黄酒调敷患处，每日一次。

备注：如无胡椒，可改用莪术一两，研末调敷。

7. 生栀子　桃仁 各三两　红曲粉 二两

将上药捣烂研末，用水、酒各半调成糊状，外敷患处，每日一次。

8. 红花　栀子　土鳖虫　面粉 各等分

共研细末，白酒调成糊状，外敷患处，每日一次。

9. 一枝蒿末 一两　麻黄 五钱　樟脑 五钱　细辛 五钱

泡白酒一斤，每日外擦伤处二至三次。

92

备注：此酒不能内服。

（四）跌伤后晕倒。

大蒜捣汁

滴入鼻内三至五滴。

二、胸壁挫伤及岔气

（一）胸壁挫伤后咯血。

1. 鲜旱莲草

洗净捣烂，取汁，每日服三次，每次半茶杯，温水或黄酒少许送下。

备注：如无鲜的，亦可用干旱莲草一两水煎服。

2. 干荷花瓣四两

焙干研末，每日服二次，每次服五钱，黄酒送服。

（二）胸壁挫伤或岔气后疼痛，影响呼吸兼有咳嗽者。

1. 郁金　广木香各等分

共研细末，每日三次，每次服一钱。

2. 青皮　瓜蒌仁各等分

共研细末，每日三次，每次服三钱。

三、外伤疼痛

以下诸方对外伤有减轻疼痛的作用，并可供骨折、脱臼闭合复位时做局部麻醉时选用。检查时剧痛亦可选择使用，以减轻疼痛。但下列各方均有相当毒性，切勿

93

入口。

1. 生南星　生川乌　生草乌　生半夏　一支蒿各五钱　白酒一斤

将药浸入白酒内一周备用。伤后用此药涂擦伤处两三遍。

2. 生半夏一钱　生草乌一钱半　生川乌二钱　生南星二钱　细辛一钱

共研细末，酒调敷伤处。

3. 生川乌　生草乌　生南星　生半夏　胡椒各三钱

共研细末，酒调外敷伤处。

四、外伤出血

外伤出血包括一般外伤出血、跌打损伤出血、创伤出血、刀伤出血等。下面介绍的方子，适用于伤口较浅，未伤及大血管，出血不太多的情况，否则应采取急救措施。

（一）一般外伤出血。

刘寄奴　地榆各等分

晒干，研细末，敷于出血处。

（二）外伤流血不止。

1. 花蕊石　松香各二钱　血竭八分　百草霜一钱五分

共研细末，和匀，分两次用开水冲服。或外敷伤处。

备注：单用花蕊石内服亦可，将花蕊石火煅后，醋淬研末，每次服二至三钱，开水或童便送服。

2. **乌梅肉**适量

焙焦，研细末，撒伤口上，纱布包好。

3. **姜炭末**适量

研极细，撒伤口上，纱布包好。

（三）跌打损伤出血。

土三七叶

捣烂敷伤口，或晒干，研末，敷局部。

备注：土三七为景天科植物景天三七，以叶入药。我国各地普遍有产。系多年生草本，肉质，光滑无毛。茎直立，常簇生，圆柱形，下部带赤褐色。叶互生，广卵形或倒卵状披针形，边缘有浅锯齿。

（四）创伤出血。

百草霜（灶头上或锅底的烟灰，以烧茅草者佳）

研细末，敷患处。

95

（五）刀伤出血。

1. **桂圆核**

将桂圆核敲破，去外层光皮，焙焦研极细末，用时将药末撒在伤口上，以干净布用手轻按压伤口，待血止，用消毒纱布条或干净布包扎。

2. **枫香**（即枫树枝干损伤处流出的脂液凝结成块者）

研细末，敷于出血处。

3. **生半夏末**　**海螵蛸粉**各等分

混匀或单用其中一味，敷于出血处。

（六）刀斧伤出血。

白及五钱　**嫩苎麻叶**（焙干）一两

共研细末，压敷伤口。

备注：或用白及、煅石膏等分为末，撒敷伤口。如伤口化脓，先用盐水洗净，再用老松香、生大黄各等分，研末外敷。

五、骨折、脱臼

以下诸方用于骨折、脱臼闭合复位夹板固定后，有消肿止痛作用。

1. 螃蟹　蜗牛　川牛膝各等分

焙干研末，每日服二次，每次服五钱。

备注：又方，螃蟹十个，甜瓜子四两焙干研末，每日服二次，每次服二钱，黄酒送服。

2. 生半夏一两　土鳖虫二两　自然铜四两

土鳖虫与半夏同炒黄，自然铜煅红醋淬七次，共研细末，每日服二次，每次服二钱。

备注：又方，土鳖虫十五个，黄瓜子炒二两，线麻炒存性四两，共研末，服法同上。又方，土鳖虫三钱，骨碎补五钱，共研末，服法同上。

3. 五灵脂三钱　生川乌二钱　威灵仙三钱

每日一剂，水煎分二次服。

备注：肝肾功能不正常者及孕妇慎服。服药后如有头昏不适，可稍卧片刻。

96

皮科疾病

一、头癣（黄癣、白癣）

1. 雄黄三钱　猪胆汁一个

雄黄为末，用胆汁调成糊状，涂搽患处。

2. 土槿皮末一两　地榆末四钱

用烧酒一斤，浸七天，蘸酒搽患处，一日数次。

3. 川楝子　猪板油　明矾

川楝子焙黄为末，另将猪板油熬化去渣，待稍凉后，入川楝子末，调成糊状备用。涂药前将头发剃光或剪短，先用5％～10％明矾水洗头，洗去脓痂，然后将药搽敷，每日一次。连续用药十天为一疗程，一般需用二至三个疗程。

备注：又方，治头癣，将鲜苦楝子打碎放在植物油内熬煎，冷后用上面浮油搽头癣，每日或隔日一次。

4. 雄黄　硫黄　氧化锌粉各10克

用凡士林加至100克，调配成膏外搽，每日一次（厚涂），一般接连搽药七至十五天左右，在搽药后七至九天左右，毛发开始松动，定时进行拔发，拔发越彻底，根治率越高。

97

二、手癣、足癣

（一）手足癣轻度脱屑或起水泡。

土槿皮五钱　白酒（或黄酒）三两

浸泡一天后，用药酒外搽患处。

备注：此方亦治体癣、花斑癣。

（二）手足癣脱屑，干裂。

白凤仙花一两　皂角一两　花椒五钱

取上药的任一种放入半斤醋内，浸泡一天后，外用泡手足，每晚临睡前泡二十分钟，连续治疗七天。

（三）足癣，足趾缝湿烂。

枯矾　黄柏　五倍子　乌贼骨

任选一种研末备用。洗净脚后，撒于患处。

（四）鹅掌风。

白凤仙花（连根）两大棵　明矾四两

加醋八两，共捣烂搽患处，每晚临睡前搽敷一次，以伏天治疗为宜。

三、体癣（钱癣）

1. 丁香五钱　70％酒精加至100毫升

外搽患处，每日三次。

2. 硫黄四钱　枯矾二钱　花椒　大黄　密陀僧各五分

共研细末，米醋调搽患处。

四、花斑癣（汗斑）

1. 硼砂　黄瓜蒂

硼砂研细末，以黄瓜蒂蘸搽。

2. 密陀僧三钱　硫黄二钱

研末，以黄瓜蒂蘸搽。

五、鸡眼、脚垫、疣

（一）鸡眼、疣。

鸦胆子仁五粒

将患处用温开水浸洗，用刀刮去表面角质层，然后将鸦胆子捣烂贴患处，外用胶布粘住，每三至五日换药一次，注意保护患处周围健康皮肤。

（二）鸡眼、脚垫。

1. 乌梅一两　食盐三钱　醋15毫升　温开水50毫升

先将食盐溶在温开水中，放入乌梅浸二十四小时（新鲜乌梅可浸十二小时），然后将乌梅核去掉，取乌梅肉加醋捣成泥状，即可外用。涂药前，患处用温开水浸泡，用刀刮去表面角质层。每日换药一次，连续三四次。

2. 碱　石灰各等分

将上药加冷水稀释，调匀成糊状，搽涂患处，外用胶布固定（注意保护周围健康皮肤），经五至七天后，鸡眼可坏死脱落，生出新肉芽。

99

备注：此方腐蚀性较强，用时须加注意。

六、疥　疮

1. 硫黄末一钱　凡士林九钱（小儿用量为硫黄五分凡士林九钱五分）

调匀外用，涂搽患处，三天后洗澡，更换衣服、被单。

2. 大枫子（去皮）

熬油，涂搽患处。

3. 雄黄　花椒各适量

共研细末，调菜油外搽。

4. 明矾　盐卤　花椒各适量

淘米泔水煎汤，洗涤。

七、脓疱疮（黄水疮）

1. 大黄　元明粉各等分

以菜油调搽。

备注：单用大黄研末，菜油调搽亦可。

2. 硫黄　雄黄各二钱　胡椒五粒

研末，调香油外搽。

3. 鲜马齿苋适量

洗净，加食盐少许，捣烂外敷。

4. 大黄三钱　黄柏一钱　黄连三分　煅石膏二钱

共研细末，香油调搽。

八、带状疱疹（缠腰火丹）

1. **鲜马齿苋** 适量

搗烂，外敷。

2. **雄黄　大黄**

上药任选一种，研成细末，用植物油或酒或茶水调和外敷。

3. **石灰粉** 40克　**50％酒精** 70毫升　**甘油** 20毫升

混合摇匀，涂抹患处，每日多次，涂后干燥成痂，痂厚除掉再涂抹。

九、下肢溃疡（臁疮）

（一）下肢溃疡（又名臁疮），疮口洁净者。

1. **鸡蛋黄油**

鸡蛋煮熟去蛋白，将蛋黄放勺内熬炼出油。先洗净疮口，以蛋黄油外搽。

2. **煅石膏** 一两　**樟丹** 一钱

共研细末，以香油调搽患部。

（二）臁疮久不收口。

1. **樟丹** 四钱　**银朱** 二钱　**铜绿** 一钱　**松香** 八钱

共研细末，香油调匀，外搽，每日一次。

2. **熟石膏** 四钱　**黄柏** 一钱　**五倍子** 四钱

共研细末，香油调搽。

《 十、水田皮炎 》

皮炎有接触性皮炎、水田皮炎、日光性皮炎、药物性皮炎等，以下仅举水田皮炎和漆性皮炎两种，其它皮炎的治法可参考湿疹的治疗。

1. 射干一两

加水一斤半，煎煮一小时后过滤，另加食盐二钱，外搽。（使用时稍加温，约 30～40℃左右为宜。）

2. 韭菜叶

捣烂外搽。

3. 五倍子　蛇床子各一两

水煎外洗。

4. 五倍子半斤　白酒二斤　明矾三两

混合浸泡一至二天备用，每天外搽三至四次。

5. 明矾　早稻草各适量

稻草切碎加水煮沸三十分钟，用前十分钟加入明矾，外洗。

6. 鲜旱莲草

捣汁外敷。

《 十一、漆性皮炎（漆疮） 》

1. 黄柏末二钱　香油一两

调匀外搽。

2. 苍耳子苗　椿树皮　白矾五钱　鲜蒲公英

取上药之任一或二种，水煎外洗。

3. 野菊花四两

水煎内服，药渣捣烂敷患处。

4. 生螃蟹（河蟹最好）三至五个

捣烂，用温开水（不要太烫）冲泡搅匀，去渣后，用水洗浴，轻者一次，重者洗三至四次。

十二、神经性皮炎

1. 雄黄8克　硫黄10克　海螵蛸10克

共研细末，加凡士林72克（连同上药共100克），调匀成膏外用，重搽数遍，厚涂，然后包扎，每日一次。

2. 川槿皮一两　樟脑二钱

共研细末，白酒调匀外搽。

3. 葱白七寸　紫皮蒜七钱　白糖半两　冰片五分　蓖麻子仁五钱

将葱白、紫皮蒜（微炙），同另三味共捣如泥状，涂患处。

103

十三、皮肤瘙痒症

1. 苍耳子根叶（全用）一两

切碎，煎浓汤一碗，服半碗，另半碗稍加水外洗瘙痒部。

2. 苦参一两　川椒三钱

水煎外洗。

3. 艾叶二两　雄黄二钱　防风二两　花椒二钱

水煎外洗。

备注：皮肤瘙痒症的外用方还可参考荨麻疹治法。

十四、荨麻疹（风疹块）

1. 苍耳子　浮萍草　地肤子　白蒺藜　荆芥
防风

取上药之一种或二种，每种一两至二两，水煎外洗。也可取上药之一种用五钱至一两（苍耳子、荆芥、防风的用量为各三钱）或加葱白一根，水煎服。

2. 莴苣叶　芝麻梗　食盐　白矾各五钱

取上药之一种，水煎，趁热搽洗患处。

3. 地肤子　浮萍草各一两　蝉蜕三钱

水煎服。

4. 荆芥穗一两

揉碎炒热，装布袋内擦患处。

十五、湿　疹

（一）急性湿疹（红斑、丘疹）。

紫草茸一两　香油三两

用香油将紫草茸浸透，置容器中，放沸水中煮四小时，冷后备用，涂搽患处。

备注：紫草茸又名紫胶、赤胶、紫梗。为紫胶虫的雌虫在多种豆科植物树枝上的分泌物，多呈半管状或为槽状的条块，或包围细枝呈连珠状纺锤形，长一至二寸，暗赤褐色或紫褐色。

（二）急性湿疹，水疱，湿烂。

黄柏　五倍子各等分

共研细末，用香油调敷。

（三）急性湿疹。

地榆（炙焦黄）不拘量

研成细末，加凡士林配成30%药膏外敷。

（四）慢性湿疹。

1. 蛇床子　苦参各一两　蛇床子　地肤子　苍耳子各一两　石菖蒲　苦参各一两

取以上任一方，水煎洗患处。

2. 松香　枯矾　黄丹　雄黄各等分

上药研末，调香油外搽。

3. 枯矾　熟石膏各20克　雄黄7克　冰片1克

上药研细末，加凡士林200克调匀，擦患处。

（五）慢性湿疹，皮肤粗糙增厚。

煅石膏二两　白及末一两　密陀僧七钱　轻粉五钱　枯矾三钱　凡士林四两

将前五味研末，加凡士林调匀，外敷。

（六）婴儿湿疹。

黄连一两　枯矾五钱

共研细末，加凡士林配成软膏，外涂患处。

备注：或单用黄连一两，研成细末，加凡士林八两，调和涂搽患部。或用川连五钱研成细末，以蓖麻油一两五钱，调匀搽患处。

（七）阴囊湿疹。

1. 紫背浮萍　土大黄　苍耳子　蛇床子　地肤子
花椒

取上药之一至二种，水煎外洗。

备注：土大黄为蓼科植物羊蹄或酸模，以根部入药，羊蹄系多年生草本，根生叶有长柄，叶片狭长椭圆形，长4至8寸，宽1.5至3寸，先端钝，基部心形，边缘有波状皱褶，嚼之有酸味。

2. 土槿皮（或百部）二钱　白酒一两

上药于酒内浸泡一至二天，外搽患处。

3. 生百部　高良姜各一两

加水2000毫升，煎至1500毫升，外洗患处，每日一次。

（八）阴囊湿疹，渗出糜烂者。

黄柏　五倍子各等分

研细末外敷。

眼 科 疾 病

《一、睑 缘 炎》

睑缘炎通常又叫"烂眼边"，包括睑缘炎及眦部睑缘炎。

（一）睑缘潮红糜烂，痒而微痛。

1. 白矾一钱　白菊花三钱

用水煎取一大碗，去渣，分三小碗，洗眼，每日三次，每次用一小碗，以棉花拭洗三至五分钟。如一眼轻一眼重，应先洗轻的，后洗重的。

2. 皮硝三钱　豨莶草五钱　明矾八分

用法同上。

备注：洗药均可先熏后洗，药汤煎成，倒入碗内或搪瓷茶缸内，趁热将眼覆在碗口或茶缸上，用热气熏眼。如为双眼，轮番熏之，病重一眼多熏，等热力渐低，即取其澄清或过滤液洗眼。第二、三次，将药水重新加温，如上熏洗。

（二）睑缘毛囊根部皮肤潮红糜烂，附有白色或黄色的痂皮，揭去痂皮可见出血及溃疡，睫毛胶着成束，甚至脱落。痒痛甚重，经久不愈。

1. 蚕砂五钱　米醋适量

蚕砂置瓦片上，文火焙焦，研成极细末，用醋适

107

量，调成糊状，不使有粒，每日两三次涂患处。

备注：亦可先用前面的熏洗药熏洗后，润去痂皮，然后涂此药。

2. 青黛五分　煅石膏一钱

共研极细末，加香油，调成糊状，不使有粒，每日涂患处两三次。

3. 煮熟鸡蛋黄一个　胆矾一分　冰片二厘

鸡蛋黄熬炒成油，后二味共研极细末，加油调匀，不使有粒。每日涂患处两三次。

备注：病愈之后，仍应继续用药三至五天，以免复发。本病多并发于沙眼等症，应同时治疗。

《二、麦　粒　肿》

俗称"针眼"，包括外麦粒肿（睑腺炎）及内麦粒肿（睑板腺炎）。

（一）初发眼睑痒痛而胀，红肿尚轻。

1. 食盐三钱　明矾二钱

用开水一大碗，将二味泡化，澄清，分三小碗，每日用棉花蘸洗三次，每次三至五分钟，温凉均可。

2. 枯白矾五分　鸡蛋清一个

枯白矾研细末，用鸡蛋清调匀，涂患处，每日三次。

备注：治疗时，最好加用眼部热敷，每日三次，每次十至十五分钟。

（二）红痛较重，并有明显睑肿。

1. 鲜生地　醋

生地捣烂取汁，与醋同量和匀，涂于患处，每日三四次。

2. 生南星　鲜生地各等分

共捣研成膏，贴患侧太阳穴，每日换三四次。

3. 鲜蒲公英二两（干者一两）

水煎，头煎内服，二煎洗眼。每日二剂。

备注：本方最好与前面的涂方或敷方并用。

三、慢性泪囊炎

慢性泪囊炎，局部无红肿痛，压迫大眦角（鼻根部）之皮肤，可见有脓性粘液自小泪管溢出。

1. 当归　银花　龙胆草各三钱

水煎服。

2. 枯矾　轻粉　血竭　乳香各五分

共研极细末，用玻璃棒蘸水粘药少许，点大眼角内，每日两三次。

备注：本病治疗前宜先冲洗泪道。

四、结　膜　炎

结膜炎包括急性（暴发火眼）和慢性（红眼）两种。

（一）慢性结膜炎，轻度眼红，少量分泌物，自觉干涩。

1. 夏枯草三至五钱

开水冲泡一大碗，澄清去渣，分三小碗，每日洗眼三次。

2. 生栀子一两　食盐三钱

水煎一大碗，同上洗眼。

3. 白菊花　霜桑叶各五钱

水煎服。或澄清去渣洗眼，每日三次。或头煎内服，二煎洗眼，每日二次。

4. 地骨皮　桑白皮各三钱　甘草一钱

水煎服。

（二）急性结膜炎初发，眼红，有分泌物，轻度肿痛，自觉干涩。

1. 荸荠四五个

洗净，捣烂，用纱布数层滤汁点眼，每日三四次，每次一二滴。

2. 龙胆草三钱

水煎服。或将龙胆草熬成浓汁，待凉点眼，一日三四次。

（三）急性结膜炎，眼红干涩较重，分泌物较多，肿痛明显，有烧灼感。

1. 鲜生地二两

捣烂，摊纱布上，敷眼，待纱布觉热，即换新药，每次敷十五分钟，每日三四次。

2. 黄柏一两

水煎浓汁点眼或煎淡汤洗眼，一日三四次。

3. 黄连一钱　桑叶　菊花各三钱

煎浓汁半小碗，过滤点眼，每日三四次，每次一二滴。或煎淡汤，分作三小碗，过滤洗眼，每日三四次。

备注：如缺黄连根，黄连叶可增量使用。

4. 黄连三至五分　鸡蛋清一个

将黄连研极细末，与鸡蛋清共入碗内久搅，点眼，每日三四次。

（四）急性结膜炎，眼红严重，分泌物极多，疼痛不能睁眼。

鲜蒲公英二两（干者一两）

水煎，头煎内服，二煎洗眼，每日二次。或加生栀子三钱，水煎服。如肿重，加白菊花、炒车前子（包）各五钱，水煎，头煎内服，二煎洗眼，每日二次。

（五）急性结膜炎症状严重，便秘。

大黄四钱　黄连　黄芩各三钱　玄明粉三钱冲服

水煎服。

备注：（1）本方不可多服。孕妇忌用。（2）急性结膜炎，在用药之同时，均应加用热敷，每日三四次，每次约十五分钟。

五、电光性眼炎

本病多为电焊工人在操作中未戴防护眼镜，为电弧光刺激眼部所致之结膜、角膜病变。严重的可损伤内眼。其症状为眼红流泪。

鲜牛奶10毫升　2%普鲁卡因液（或1%地卡因液）0.3毫升

混合，开始每分钟点一次，共二次，三至五分钟后再点一二次，每次两三滴。

如无牛奶，可用人奶代之，点法同上。

备注：治疗越早，效果越好。

六、泡性角膜结膜炎

在角膜缘处发生高起之白点，其外之结膜局部充血，自觉流泪疼痛。但无分泌物。也有发于角膜上的（称泡性角膜炎），也有发于结膜上的（称泡性结膜炎）。在角膜中部的，影响视力。

轻粉　荸荠粉各等分

共研极细末，不使有粒，每用少许，点于泡上，每日一二次。

备注：点治角膜病变时，用药要少，避免损伤正常角膜，如点药后，磨痛严重，可于点药两三分钟后，用生理盐水（或淡盐水）冲洗。

112

七、春季结膜炎

本病有地区性与季节性，与过敏有关。春天发，夏天重，秋冬转愈，明年再发。分球结膜型、睑结膜型与混合型。有严重之痒感。

球结膜型、睑结膜型或混合型，痒重。

1. 防风　龙胆草　菊花各三钱　甘草一钱　细辛七分

水煎，头煎内服，二煎洗眼，早晚各一次。

2. 羌活　枯矾各五钱　硼砂五分

共研极细末，放舌上化开以无渣为度，用开水调如粟米大，每用一粒纳眼角内，稍待片刻用硼砂水（或3％硼酸水）洗眼。

备注：本病每因痒感严重，令人揉眼不止，但越揉越痒，要注意劝止，对小儿尤要制止。冷敷可协助消减痒感。

八、翼状胬肉

眼生胬肉，红涩不适，视物不能持久，胬肉高起，有进行性。

1. 白丁香—钱

研极细末，放舌上化开无渣为度，用人乳或水调作糊，每用少许，点胬肉所在之眼角（即胬肉根部）。每两三日一次。或将白丁香以甘草水浸一夜，去水焙干，研制，点用如上。

备注：点后，眼有涩痛感，眼红，流泪，可闭目二十至三十分钟。点后之刺激症状，有时可持续一二天才消失，在刺激症状尚未消失之前，不可再点第二次，须在刺激症状完全消失后之第二天，才可再次用药。

2. 白丁香—钱　白及　白牵牛各三钱

白丁香用甘草水浸一夜，焙干，再加后二药共研极细末，放舌上化开无渣为度，点用同上。

备注：本药为刺激收敛药，用后初有刺激症状，但于刺激症状消退后，原来胬肉充盈之血管应有所消退，如用药一个月后，症状无何改善，即不需再用，应考虑

113

手术治疗。如果用量过大或间隔太短，反可促使病情发展，所以用量及间隔应充分注意适度。

《 九、沙　眼 》

（一）有粟粒增生及角膜血管翳，自觉干涩不适。

1. 胆矾一克

加水 120 毫升，煮沸十分钟，澄清或过滤，使成约 100 毫升。点眼，每日三四次，每次一二滴。

2. 黄柏一两

加水一斤，煮沸半小时，过滤，每日点眼三四次，每次一二滴。

（二）粟粒增生及角膜血管较重，有滤胞增生，自觉磨痛。

1. 黄连　西瓜霜各三钱　西月石五分

加水一斤，煮沸，煎成一半，过滤，洗眼，每日三四次。

2. 鲜猪胆一个　冰片　硼砂各五分　黄连一钱

将后三味共研细末，装入胆内，阴干，再研极细末，装瓶，勿令泄气，每用少许点眼，一日两三次。

3. 乌贼骨

去其硬骨部分，切成方的或扁的小条（约 3 厘米长），一端大些，磨制平滑无棱角，在清水内漂浸一二天，取出消毒备用。或在漂洗干净后，在 30％黄连液中再浸一天，取出消毒备用（黄连五钱加水半斤，煮沸二十分钟，可得约 30％黄连液）。眼用生理盐水冲洗后，用乌贼骨条往复磨擦病变处，使微出血，再冲洗一次，点上述药物。间隔两三天，再行第二次，可行两三次。必要时可点1％地卡因液三次，然后磨擦。

备注：如无乌贼骨可改用木贼草带短刺部分一段，消毒后，如上磨擦。

按：沙眼磨擦术，是取其机械破坏性，并利于药物发挥作用，促使结瘢痊愈，但严重之结瘢，必过分破坏眼之正常腺体，致发生眼干燥症，后果严重。因此，宁可轻度施术而多行几次，不可期望一次治愈而磨擦过重。

十、角膜溃疡

（一）角膜开始起白点，眼红，流泪，涩痛不欲睁眼。

1. 白蒺藜三钱

煎汤一大碗，分三小碗，每日熏洗三次。第一次趁热先熏，稍凉澄清去渣再洗。第二、三次，临用时再加温。

2. 草决明五钱　龙胆草三钱　野菊花二钱

水煎服。

（二）角膜之白点扩大，低陷成疡，疼痛严重，不能睁眼。眼红明显，在角膜缘外，形成一环。

1. 龙胆草一二两

在砂锅内煎取浓汁，再熬炼成膏，每用少许点眼，一日三次。

2. 蒲公英—二两　白蒺藜三四钱

水煎服。如大便秘结加大黄三至五钱，孕妇忌服。

3. 川连—克　胡黄连—克

共为粗末，加水 50 毫升，冷浸二十四小时后过滤，取滤液加蜜 50 克，熬炼成膏，每取少许点眼，早晚各一次。

4. 风化硝三钱　炉甘石粉—钱　硼砂　冰片各五分蜜五钱

共研制成细腻之糊状，每用少许点眼，一日两三次。

备注：本病在药物治疗之同时，应加用热敷，日三四次。

十一、角膜云翳

新老云翳，选用下列两方。

1. 水飞炉甘石二钱　荸荠粉五钱　梅片—钱

共研极细末，装瓶，勿使泄气，每用少许点眼，一日两三次。

2. 乌贼骨五钱　冰片少许

乌贼骨去硬皮研末，再与冰片共研极细末，装瓶，勿使泄气，每用少许点眼，一日两三次。

或用乌贼骨 5 克与蜜 100 毫升，共研极细之膏，每用少许点眼，一日两三次。

备注：上述药物，有刺激性，点后可有轻度充血与短时不适，不必害怕。但研制要合乎要求，不可使有粗粒，以免造成角膜损伤。用量亦须适中，不可刺激过重，亦不可刺激太轻，而达不到治病目的。不拘新老翳，治疗仅可减轻症状，不能消退。治疗一个月仍无效，即停用。

《十二、眼　外　伤》

本病是指眼的一般外伤及外眼异物，不包括眼球穿通伤或眼内异物。

（一）石灰入眼，涩痛难睁流泪。

1. 鸡血

将鸡冠部用酒精棉球擦拭两三遍，以消毒之针头刺之使出血，用吸管吸取，点眼内两三滴，共点两三次。

备注：石灰（或其它酸、碱性物质）入眼，必须立即以就近能取得之清水，充分洗眼，以免深层组织被腐蚀，洗得越及时越充分越好，万不可因寻找鸡血而耽搁时间。洗后仍有涩痛，可点鸡血。

2. 生藕节

捣取汁，点眼两三滴，再及棉棒蘸取。

备注：灰沙、尘泥、小虫等物入眼，需立即分开和翻转眼睑，将可见之异物以消毒之棉棒拭出，如果异物嵌入组织内，可用消毒之针头，轻轻挑拨，使之移动，然后拭出。注意避免损伤角膜。挑拨角膜上之异物，更要注意不可使异物陷入深层。必要时可先点 1% 地卡因液两三滴后再操作。

将可见之异物剔出后，仍感沙涩不适，可点用藕节

（或藕）汁，细小之异物，可混入藕汁内，然后一并拭出。

按：角膜异物剔出后，角膜有损伤的，可用治疗角膜溃疡之药物洗眼或点眼一二天，以预防变症。

（二）眼受顿挫伤，眼红，睑青肿，疼痛。

鲜生地适量

捣烂，敷眼胞上，或加杏仁四分之一量，共捣，以人乳调敷，每日三四次。

（三）眼受顿挫伤，眼红，睑青肿，前房有出血，眼痛。

侧柏叶一两　黑艾叶二钱　鲜生地四钱

水煎服。

（四）眼受顿挫伤，眼红，睑青肿，前房有出血，疼痛严重。

1. 没药　血竭各一钱五分　大黄三钱　朴硝三钱（分二次）

研末，黄酒调服，每日二次。

2. 赤芍　红花　桃仁（打）各三钱　苏木一钱五分　藕节五个

水煎服。

备注：眼之顿挫伤，均应加用热敷。

耳鼻咽喉科疾病

一、外耳道疖肿

（一）耳疖初起，剧烈疼痛。或弥漫性外耳道炎，红肿不易见底。

鲜菊花叶

捣汁，滴入耳内，隔三小时滴一次。或加冰片五厘，和匀滴入亦可。

（二）耳内外生疮。

黄柏五钱　马齿苋一两

共研细末，香油调搽患处。

119

二、中耳炎

（一）中耳炎初起，耳底剧烈疼痛。

鲜虎耳草（又名金丝荷叶）

捣烂，取汁，或加冰片少许，滴入耳内，每日三次。

备注：本方亦治急性鼓膜炎及耳疖初起。虎耳草为虎耳草科植物虎耳草的全草。我国长江流域各省均有产。系多年生常绿草本，高约尺许，全株密生毛茸。匍匐枝丝状，赤紫色，蔓延地面。叶丛生，有长柄，叶片圆形至横长椭圆形或肾形，肉质，宽一至三寸，边缘多作浅裂状，叶面深绿色，沿脉处具有白色斑纹，叶背紫赤色，光滑无毛。

（二）中耳炎耳内流脓、流水，日期稍久者。

胡桃油

滴入耳内，或加冰片少许。每次两三滴，每日两三次。

（三）中耳炎耳内流脓、溃烂，日久不愈，发臭者。

鱼脑石（即黄鱼头内之骨）五钱

煅存性，研末，加冰片三分，吹入耳内，每日二次。在上药以前，须将耳道内脓液和旧药拭净。

（四）慢性化脓性中耳炎。

枯矾五分　硼砂一钱　冰片三分

共研细末，用香油调匀滴耳中，每日三次。在上药以前，须将耳道内脓液和旧药拭净。

120

（五）急性鼓膜炎。

鲜薄荷叶

捣汁，滴入耳内，一日三次，每次三至五滴。

三、鼻窦炎

（一）鼻窦炎。

丝瓜藤近根处三尺

瓦上焙干研末，用热黄酒送服一至二钱，每日早晚各一次。不能饮酒者，可用水煎或开水调服均可。

（二）鼻窦炎，鼻流脓样臭液。

鱼腥草五钱

水煎服。或用鲜者捣汁，滴入鼻内。

（三）鼻窦炎兼头痛者。

藿香叶八两　猪胆四个

拌和晒干，研细末，水泛为丸，早晚每服二至三钱，白开水送服。或制蜜丸用亦可。

四、鼻　炎

慢性鼻炎，鼻塞，分泌物增多，可选用下列各方。

1. 鹅不食草三钱

微炒，研细，取少许吹鼻，每日二至三次。

备注：鹅不食草为菊科植物石胡荽，以全草入药。华东及中南各省均有产。系一年生草本，高数寸。茎细瘦，基部匍伏。叶细小，互生，边缘有少数锯齿。秋季开花，头状花序细小，扁球形。

2. 苍耳子

焙后研末，每次服五分，一日三次，以二十至三十天为一疗程。

3. 苍耳子　辛夷各三钱

水煎，煎取浓汁，待凉后滴鼻，每日三四次。

备注：滴鼻液须当天配制，最多用二天，因日久易坏。

备注：以上三方，并治鼻窦炎。

121

五、鼻 出 血

1. 白茅根一两

水煎，冷后服。亦可加藕节五钱同煎服。

2. 大、小蓟各五钱

水煎服。

3. 马勃适量

捻一小团，塞入鼻孔。

4. 大黄（研末）二钱　生地三钱

生地熬汤冲大黄末服。

备注：本方治鼻衄内热重，便秘者。

六、鼻 息 肉

122

（一）鼻息肉。

乌梅肉炭　硼砂各三钱　冰片三分

同研细末，搽患处。或用香油调亦可。

备注：本方也适用于耳息肉。

（二）鼻生较大息肉。

硇砂一钱　冰片五厘

共为末，点患处。勿点在正常鼻粘膜处。

七、咽 炎

（一）咽部肿痛。

藏青果二至三枚

以冷开水磨汁吞咽，或杵碎泡汤服。

（二）急性咽炎，咽中疱疹，扁桃体红肿。

薄荷一钱五分　牛蒡子三钱　甘草一钱

煎汤服，也可单用牛蒡子研末，每次服一至二钱，一日二次，开水调服。

（三）咽部红肿或溃疡，疼痛，妨碍饮食。

酸浆草　连翘各一钱五分　甘草一钱

备注：酸浆草为茄科植物酸浆（挂金灯、锦灯笼），以果实入药。产江苏、河北及东北诸省。系多年生草本，高二至三尺。叶互生，叶片卵圆形，边缘有锯齿。果实红色，球形，外为一个形如灯笼的囊状物所包被，老时呈橘红色。

又方单用一味煎汤代茶饮亦可。

（四）急性及慢性咽炎，咽部红肿疼痛。

123

薄荷一钱　西瓜霜二钱　甘草五钱　冰片二分

共研细末，吹患处。

（五）慢性咽炎，咽干而痛。

玄参三钱　桔梗一钱五分　甘草一钱

水煎服。

备注：（1）如咽干较重可加鲜石斛三钱；（2）如兼见后壁滤胞增殖，可加酸浆草一钱五分，菰米（茭白子）三钱；（3）如慢性咽炎所引起之异物感，则加绿萼梅花一钱，橘皮二钱。

《八、喉 炎》

（一）急性喉炎，咳嗽喉痛，声音不扬。

1. 牛蒡子三钱　生甘草二钱　蝉衣一钱

水煎服。

2. 薄荷二钱　杏仁三钱　桔梗二钱　胖大海二钱

水煎服。

备注：亦可单用胖大海二钱，水煎服。

（二）慢性喉炎，声音嘶哑。

沙参　甜桔梗各一两五钱　诃子肉二两　硼砂二钱五分

共研细末，蜜制为丸，每丸重二钱，每次服一丸，每日二或三次，含化咽下。

《九、扁桃体炎》

124

（一）扁桃体炎（喉蛾）。

1. 薄荷（后下）一钱五分　玄参四至八钱

水煎服。

备注：亦可用玄参六钱，藏青果二钱，泡汤代茶饮。

2. 丝瓜水

每服两酒杯，约二两，加些开水内服。

备注：取丝瓜水法：霜降以后，择粗大丝瓜藤，约近根一尺处剪断，然后将两个断头均插入大口的大瓶中，则分别有水流出，收贮备用。

（二）腺窝性扁桃体炎（烂喉蛾）。

薄荷一钱　草河车二钱　金果榄（打碎）一钱五分　甘草一钱

水煎服。

备注：亦可单用草河车三钱，冰糖二钱，水煎服。

（三）腺窝性扁桃体炎、扁桃体炎。

硼砂　元明粉（或西瓜霜）各五钱　朱砂六分　冰片五分

共研细末，吹患处。

（四）慢性扁桃体炎。

山豆根三钱　甘草一钱

水煎服。

备注：病较重者本方可加桔梗一钱五分或玄参三钱，或马勃一钱。又方，用山豆根与山慈菇等量，酌加冰片少许，研末，吹患处。

125

十、扁桃体周围脓肿

（一）扁桃体周围脓肿初起，喉痛。

紫荆皮三钱　草河车二钱　大贝母三钱　甘草一钱

水煎服。

（二）扁桃体周围脓肿化脓而未破溃者。

火硝一钱　硼砂六分　雄黄三分　冰片一分

共研细末，用笔管轻吹患处，每隔二小时吹一次。

口 腔 疾 病

一、口 疮

（一）口疮，鹅口疮及口角炎。

硼砂末一钱　蜂蜜一两

和匀涂患处。或加煅石膏末一钱或加甘草末五分同用。

（二）口舌生疮，日久不愈，口唇内外红破疼痛，不能饮食。

野蔷薇适量

煎浓液或水浸捣烂取汁含口中，慢慢咽下亦可，每日三至六次。

备注：冬用根，夏用茎叶。此方中亦可加入冰片少许。

（三）小儿口疮及口内诸疮出血。

石榴皮

煅炭，研细，搽口内，每日二次。

（四）口舌诸症。

薄荷叶一钱五分　黄柏一钱　硼砂一钱　冰片五厘

共研末，干搽患处，含化片刻，将痰涎吐出。一日搽数次。亦可单用黄柏末蜜调搽于患处。

（五）口腔炎，有出血症状。

126

芦根　茅根各一两五钱　玄参三钱

每日一剂，水煎，分数次服，小儿酌减量。

（六）口内生疮（疱疹及溃疡），烦渴。

大青叶四钱　淡竹叶三钱　生石膏五钱，先煎

水煎服。

（七）口糜，小便黄而短少。

木通一钱五分　生地三至五钱　生甘草一钱　竹叶二十片

水煎服。

（八）口角疮。

黄柏　石膏各一钱　冰片一分

共研细末，香油调敷患处。

（九）口腔溃疡。

吴茱萸　醋各适量

研细，调成糊状，敷于两脚心涌泉穴，包扎以防脱落，二至三日换药一次。

二、坏疽性口炎（走马牙疳）

（一）走马牙疳初期。

1. 雄黄五分至一钱　大红枣（去核）一枚　冰片少许

雄黄放入枣内，火煅以烟尽为度，冷却后，加冰片，研末，搽患处，一日二次。

2. 鲜紫花地丁二两

捣汁，加冰片少许，用干净棉棒涂患处。

（二）牙疳，牙龈腐烂出血。

冬青树叶

捣汁，以棉棒蘸涂患处。亦可将叶晒干研末，每两加冰片一钱搽牙龈上。亦可用叶煎汤作含漱剂。

（三）走马牙疳，腐肉已脱落。

黄柏一钱　青黛五分　冰片五厘

共为细末，搽患处。

（四）走马牙疳，火毒重者。

马齿苋五至十斤

洗净切碎，压取汁，一次饮一小碗，每日二至三次。

（五）走马牙疳，口渴者。

鲜芦根汁一碗

分二次，隔水炖温饮。

三、牙周病

（一）满口牙动摇不固，或时有疼痛。

骨碎补二两

文火炒研末，用以揩齿，良久吐出。亦可用骨碎补末五钱，青盐三钱，冰片五分，研细代牙粉用。

（二）牙龈肿疼。

菊花叶一把

捣烂，绞汁，每服一酒杯（约三四钱）。

（三）齿龈炎，内有积热。

白芷　知母各三钱　石膏四钱

每日一剂，水煎，分二次服。

（四）齿龈炎，虚火上升。

玄参　生地　牛膝　生石膏（先煎）各五钱

每日一剂，水煎服。

四、龋齿及牙髓病

（一）牙痛。

水边杨柳树根一至二两

洗净，捣烂，煎浓汤含漱。

（二）牙痛，或蛀牙痛。

花椒一粒

纱布包，放痛处，用牙咬之。

（三）牙痛，触冷物，则痛势加重。

细辛少许

研末塞入蛀孔。或擦在牙痛处。

（四）蛀牙痛，稍触即痛。

五倍子三个

打碎，剔去内面污物，只用其壳，研细末，擦患处，或放蛀孔内。用五倍子一钱煎汤含口内亦可，十分钟后吐出，再含，如此三至四次。

（五）牙痛，或兼牙龈肿者。

芒硝少许

将药擦在牙痛处。

（六）蛀牙痛或风火牙痛。

细辛　花椒　白芷　防风各一钱

水煎二十分钟后去渣，待温漱口，不要咽下，漱完吐出，一次漱三四回，一日二至三次。

129

中医验方汇编第一辑

中医研究院 主编

前　言①

　　单方、秘方是民间流传已久的医疗经验。它的特点是药味简单、寻取方便、用费低廉，用之得当，往往会有意外的疗效。从中医"辨证施治"的观点来看，它只能在某种病症的一定情况下才适合应用；否则，就不一定能达到它应有的疗效。甚至药不对症，还会起到相反的作用。一般单方多是辗转口传，对于主治的症状、用药的剂量等方面，也难以要求都有详确的记载，因之在具体应用时，也多有对它的准确性不好掌握的感觉。

　　过去由于客观条件的限制，不少有特殊疗效的单方、秘方多是保存在少数人的手里，未能和广大人民群众见面，任其自发流传，确有日久散失之虞。新中国成立后，全国各地工人、农民、军人、干部、学生、医生和海外华侨等热情地把自己用之有效，或是多年秘而不宣的单方、秘方贡献给国家，这种崇高的愿望和热情，是十分可贵的。但我们却长期未能重视，进行及时整理。

　　1955 年冬，中医研究院成立以后，对几年来先后收到的单方、秘方，初步进行了整理工作，选择了其中一般药性平稳，疗效比较可靠的，编成为《中医验方汇

133

---

　　①　重刊时有删改。

编第一辑》，今后将继续整理刊行。这一小册子的刊出，意在通过各地医疗机构以及广大中西医务工作者在一定的条件下，在临床上选择运用，对这些单方、秘方的适应证与确实的疗效，进一步予以证实与肯定，进而推广应用和开展科学研究。希望大家在选用实验中，与我们多加联系，多提供意见，共同来完成这一任务。

最后，我们谨向贡献单方、秘方者的积极热情，致以衷心的感谢。

中医研究院

1956 年 10 月 1 日

134

目　录

135

136

137

139

一、内 科

感冒（二方）

感冒内服方

[主治] 感冒。

[方药] 生葱白二两　淡豆豉四钱

[用法] 浓煎热服，头痛加白芷一钱。

[来源简介] 福建省宁化县卫生工作者协会介绍。

感冒外用方

[主治] 感冒。

[方药] 白芥子三钱　鸡蛋清二枚

[用法] 将白芥子研为细末，调鸡蛋清敷脚心，可退热。

[来源简介] 四川省仁寿县卫生协会介绍。选自《四川省中医秘方验方第一辑》（13页）。

疟疾（十三方）

疟疾内服方（一）

[主治] 疟疾。

[方药] 乌梅二个　槟榔　常山　红枣　鳖甲　甘草

141

各二钱　生姜三片

[用法] 水煎，病发作前一小时服。

[来源简介] 西安市传染病医院梁俊琪同志介绍。

疟疾内服方（二）

[主治] 疟疾。

[方药] 青蒿叶五钱

[用法] 在烈日下，将青蒿叶晒干研末，瓷瓶收贮，勿令泄气。在疟未发前三小时，用一两，以开水泡服。发作前一小时，用五钱，以浓茶泡服。

[来源简介] 宁乡县十五区杨汉芳同志介绍。

疟疾内服方（三）

142

[主治] 疟疾。

[方药] 油菜子五分

[用法] 捣碎，在病发前，成人一次约半羹匙，温开水吞服。

[来源简介] 江西修水县坑口区卫生所宁育同志及汉口黄兴路宝华里4号谢照勋同志介绍。

疟疾内服方（四）

[主治] 疟疾。

[方药] 羊骨洗净杵碎约五六两

[用法] 水煎，在疟疾发作前约三小时服。

[来源简介] 沈邱县七区卫生所张连萼同志介绍。据其函称能制止疟疾发作。并且可以不再发。

疟疾内服方（五）

[主治] 疟疾。

[方药] 干艾叶二钱至二钱半

一日一发的，只用此一味，不必配合他药。

间日疟或三阴疟，配以鳖甲三钱捣碎；兼呕吐或胀满的再加川连七分，龙胆草一钱。

[用法] 在疟疾发作前四小时煎服，接续再将药渣煎服一次。

[来源简介] 福建仙游榜头街张央如同志介绍。据其函称，此药颇有疗效，孕妇亦可服用。

疟疾内服方（六）

[主治] 疟疾。

[方药] 鲜鸡胆一枚

[用法] 吞服。每次一枚，隔两三日服一次，连服三四枚可愈。

[来源简介] 印尼华侨王世荣同志介绍。据其函称，此方确系经多人应用见效之验方。

疟疾内服方（七）

[主治] 瘴疟、痹疟。

[方药] 鹅不食草（即石胡荽）三钱，干者亦可

[用法] 黄酒和水各半煎之，临发时服。

[来源简介] 宁乡县四区刘晓明同志介绍。

143

疟疾外用方（一）

[主治] 一日疟、间日疟、恶性疟。

[方药] 生知母　生贝母　生半夏各等量

[用法] 研成细末，于发病前一小时至一小时半之间，将患者肚脐处用水洗擦干净，再用生姜汁擦抹数次，然后将药末适量敷在上面，用胶布贴上。

[来源简介] 沈阳市曹汉杰同志介绍。

疟疾外用方（二）

[主治] 疟疾（间日疟、三日疟均治）。

[方药] 鹅不食草（又名石胡荽）适量

[用法] 将鹅不食草捣碎塞鼻孔。

[来源简介] 福建省宁化县卫生工作者协会介绍。

144

疟疾外用方（三）

[主治] 疟疾。

[方药] 星子草七根　细叶香薷七根　桃树叶三片

[用法] 以上三味微烘共研细末，在疟未发作前 4 小时，将药末置鼻孔前闻嗅。

[来源简介] 宁乡县八区张石麟同志介绍。

疟疾外用方（四）

[主治] 疟疾。

[方药] 荜茇三钱　生姜一两

[用法] 将荜茇捣碎成末，生姜捣成泥状，混合调

成膏状，摊在布上，在发作前一时半贴在脐上，用带扎紧。用药一小时后腹内发热，或有轻微之腹痛，乃药力之功效，无妨。

［来源简介］河北省临漳县五区窑头中心学校刘德修同志介绍。

疟疾外用方（五）

［主治］疟疾。

［方药］甘遂　甘草等分，研末

［用法］每次用一分半，在发疟前一小时，将药末放在患者肚脐上，加醋几滴，外用胶布贴上。

［来源简介］李景霞同志及川西卫生工作队泸县分队介绍。

疟疾外用方（六）

145

［主治］疟疾。

［方药］草果五分

［用法］将草果籽轧碎，用纱布把轧碎的草果卷好，在发作前一小时，塞入两鼻孔。

［来源简介］长虹同志介绍。据其函称效果很好。

痢疾（十二方）

痢疾内服方（一）

［主治］赤痢。

［方药］车前草新叶　鸡蛋

［用法］将车前草新叶与鸡蛋一同炒，当菜吃。

［来源简介］辽宁锦西县第九区高把屯村六组六十号石景安同志介绍。

痢疾内服方（二）

［主治］赤、白痢疾。

［方药］凤尾草半斤　鸡蛋白一个，取三分之一　白糖五钱　蜜糖五钱

［用法］将凤尾草捣烂放碗内。用砂锅盛水半斤，入鸡蛋白搅匀烧滚，冲入凤尾草碗内，用碗覆盖，约十分钟，去滓，加入白糖及蜜糖服之。

［来源简介］梧州市中医师公会会员陈延秋同志介绍师传的验方。

146

痢疾内服方（三）

［主治］痢疾。

［方药］凤尾草鲜的用三两，干的用七两　蜜糖一两五钱

［用法］鲜凤尾草用水十二两，煮沸十五分钟，冲蜜糖内服，此系成人用量。十七岁以下至十二岁者，用成人量三分之二，十一岁以下至七岁者，用成人量二分之一，六岁以下至四岁者，用成人量四分之一，三岁以下者用成人量六分之一。

［来源简介］郭大光同志介绍。据其函称，此药轻病服一剂，重病可服三剂。孕妇不忌。

痢疾内服方（四）

［主治］红、白痢。

［方药］生山楂—两　焦山楂—两　车前子三钱　槟榔片三钱　广木香二钱　红、白糖引

［用法］赤痢用白糖，白痢用红糖，作引内服。

［来源简介］林业部钱国震同志介绍

痢疾内服方（五）

［主治］赤、白痢。

［方药］萝卜汁—酒杯　生姜汁半匙　蜂蜜—两　陈茶

［用法］开水一杯冲服。

［来源简介］西安市传染病医院梁俊琪同志介绍。据来函称系其父梁老先生积累的经验方，连服三剂可愈。

147

痢疾内服方（六）

［主治］痢疾。

［方药］松花蛋三个　白糖二两

［用法］先让患者断食半日，在觉得很需要吃东西的时候，把松花蛋剥开蘸糖吃，一次吃三个，经过一段时间之后，又饿了的时候，再吃一次。以后就可以照常吃东西了。吃完之后可以喝开水，不要喝茶。

［来源简介］东四区棉花胡同十二号中央戏剧学院李德权同志介绍。据函称此方自己用过，吃了两次病就好了。

痢疾内服方（七）

［主治］噤口痢。

［方药］马齿苋—两

［用法］水煎服。赤痢用白糖，白痢用红糖，赤、白痢用红白糖各半冲服。

［来源简介］宁乡县一区谭子琼同志介绍。

痢疾内服方（八）

［主治］痢疾。

［方药］白头翁—两

［用法］水煎一茶杯，加红、白糖当茶常服，以愈为止。

［来源简介］宁乡县谭子琼同志介绍。

148

痢疾内服方（九）

［主治］痢疾。

［方药］冬瓜—枚（约重二斤）　红、白糖各五钱

［用法］用小冬瓜一只，切下三分之一，去子后放进红、白糖各五钱，再把切下来的冬瓜仍旧盖好，然后放在白炭炉上烤，待外面皮焦，压取里面瓜汁内服。

［来源简介］此方为上海北站列车段潘乐群同志介绍。据其函称此方经他使用屡验。

痢疾内服方（十）

［主治］休息痢（相当于阿米巴痢）。

[方药] 椿树根白皮（即香椿树根，用其白皮，不用根茎。如用中药店卖的干椿根白皮浸水后捣碎挤出汁液也有效，但不如新鲜的好）四两　白萝卜四两　绿豆芽四两　白糖四两

[用法] 将椿树根白皮放入臼内捣碎，用纱布挤出汁液，再把白萝卜，绿豆芽，各四两捣碎，取其汁，然后将白糖四两与汁搅匀，蒸两小时即成药液。患者先一晚不吃饭，次晨空腹将此药服下。

[来源简介] 汉口云樵路二十号胡连珠同志介绍。

痢疾内服方（十一）

[主治] 赤、白痢。

[方药] 白茄子干八两

[用法] 水煮当茶服。

[来源简介] 北京市卫生工程局陈孔步同志介绍。

149

痢疾内服方（十二）

[主治] 泻痢。

[方药] 西砂头一钱

[用法] 研极细末，开水泡服。

[来源简介] 湖南醴陵敖知白同志介绍。

痄腮（一方）

痄腮内服方

[主治] 痄腮（腮腺炎）。

〔方药〕板蓝根四钱

〔用法〕水煎一茶杯，一次服下。

〔来源简介〕福建陈昭德同志介绍。选自《福建省中医验方》（11 页）。

痞症（一方）

痞症外用方

〔主治〕痞症。

〔方药〕栀子三钱　芒硝五钱　杏仁三钱　透骨草三钱　神曲三两　鸡蛋白四个　荷叶一张

〔用法〕先将前五味药研成细末，再与鸡蛋白拌匀，量痞之大小，将药涂荷叶上贴患处，外缠绷带，防止移动，于每晚睡觉前贴之。次早揭下，再兑入鸡蛋白少许，仍贴患处。第三次即另换新药仍按前法贴上。一般疗程 10～15 天，病情有显著变化，痞块渐次变软缩小，食欲增加。

〔禁忌〕患者及乳儿母亲均应忌生、冷、腥等物 20 到 30 天，最好能忌到病愈为止。

〔来源简介〕河北省新乐县第三区周家庄乡张增寿同志介绍。

150

咳嗽（五方）

咳嗽内服方（一）

［主治］一般咳嗽。

［方药］鲜梨一个　贝母二钱，研粗末　白糖一两

［用法］将梨去皮，剖开，去核，把川贝母、白糖纳入合起放在瓷器内加水蒸或煮服食。

［来源简介］芦本大同志介绍。

咳嗽内服方（二）

［主治］男妇老少新久咳嗽。

［方药］牛胆一个　黑豆半斤　橘红末二两

［用法］将黑豆、橘红末放入牛胆内，拌匀，放在迎风处吹干。每次只服七个黑豆，早晚服。

151

［来源简介］应克刚同志介绍。据称此方对于每逢春冬寒季必发的哮喘症，也有疗效。

咳嗽内服方（三）

［主治］久嗽。

［方药］香油一两　羊肝二两

［用法］共炒熟，入少许盐内服。

［来源简介］宁乡县一区黄汗麒同志介绍。

咳嗽内服方（四）

[主治] 伤力咳嗽。

[方药] 苣荬菜（华北及东北的蔬菜）干的三斤

[用法] 采集经霜打的野生苣荬菜的茎、叶、洗净晒干，分作多次熬水，酌加冰糖，经常当茶水喝。

[来源简介] 锦州市铁东街二四八号刘宝琛同志介绍。据其函称此方清痰止咳，多年的咳嗽病也有效。

咳嗽内服方（五）

[主治] 咳嗽。

[方药] 胡桃肉五钱　杏仁五钱　冰糖五钱　生蜜五钱

[用法] 混合捣烂，每晚临卧服三钱，温白开水冲服。

152

[来源简介] 山西刘培德同志介绍。选自《山西省中医验方秘方汇集第一集》（42页）。

哮喘（五方）

哮喘内服方（一）

[主治] 老年哮喘。

[方药] 杏仁一两　冰糖一两

[用法] 水煎服。

[来源简介] 宁乡县一区陶季全同志介绍。

哮喘内服方 (二)

[主治] 痰喘。

[方药] 霜桑叶一两

[用法] 将霜桑叶，煎汤代茶饮。

[来源简介] 北京文史研究馆冯复光同志介绍。据称不断饮之，可不再发。

哮喘内服方 (三)

[主治] 老年哮喘。

[方药] 橘饼一个　杏仁三钱　尖贝母一钱　冰糖一两

[用法] 加水煮熟，连渣细细嚼服。

[来源简介] 宁乡县一区陶季全同志介绍。

哮喘内服方 (四)

153

[主治] 老年哮喘。

[方药] 黑芝麻半升　生姜四两，捣汁去渣　白蜜四两，蒸熟　冰糖四两，捣碎蒸溶与白蜜混合调匀

[用法] 将黑芝麻炒后摊冷，拌生姜汁；再炒再摊凉，拌白蜜冰糖，瓷瓶收贮，每早晚服一茶匙。

[来源简介] 宁乡县卫生协会萧自若同志介绍。

哮喘外用方

[主治] 哮喘。

[方药] 白凤仙花全株　白芥子三两　白芷三钱　轻粉三钱　蜂蜜适量

［用法］将白凤仙花连根带叶熬浓汁，专备擦洗用。其它三药另研细末，加适量蜂蜜，调匀作饼，火上烘热。

先将凤仙花汁熬热在背部上擦洗，至极热，再用药饼烘热贴背部第三骨节，冷则烘热再贴，一饼可贴两三日。

［来源简介］杨平同志及梅县津坑邮站熊启明同志介绍。

肺痈（三方）

肺痈内服方（一）

［主治］肺痈。

［方药］白石榴花七枚　夏枯草三钱

［用法］水煎服。

［来源简介］安徽宣城汤惟吾同志介绍。

肺痈内服方（二）

［主治］肺痈。

［方药］合欢花树根皮一两

［用法］去粗皮水煎服。

［来源简介］宁乡县五区文慕尧同志介绍。

肺痈内服方（三）

［主治］肺痈咳唾恶臭脓血，发热，气急，甚至有肺组织样咳出者（相当于肺脓肿、肺坏疽）。

154

［方药］鱼腥草（一名蕺菜。民间用鲜的，其臭难闻，药店出售干的不臭而同样有效）一两　鸡蛋一个

［用法］先将鱼腥草用水一碗浸一小时，然后用火煎，煎沸即可，不可多煎，滤去药渣，敲入鸡蛋，打和，细细呷下。如患者正在咯血，须温服，但不可太热。以上为一日量，可连服半月至二十天。

［来源简介］上海市华东医院中医科沈六吉同志介绍，据称临床观察初服三数日，脓血臭痰可能略增，续服数天即行减少，体温亦下降，逐渐恢复。肺痈症古方如桔梗白散、苇茎汤、济生桔梗汤等皆有治验之例，在个人经验，总觉不若此方更有把握。选自《上海卫生局中医中药临床实验汇编》（73 页）。

肺病（四方）

肺病内服方（一）

［主治］肺病。

［方药］白及末　猪肝末等分

［用法］将猪肝切片晒干（注意清洁）研细末，与白及末调匀，内服。每日服三次，每次三钱至五钱。

［来源简介］北京铁道部统计处樊华甫同志介绍。

肺病内服方（二）

［主治］肺病。

［药方］水芹菜二两

　　[用法] 每次用二两，加水一斤，煮到芹菜烂熟为度。饭前饭后均可服用，每日服用次数不限。

　　[来源简介] 抚顺市第六区长山子学校教师陈宝琦同志介绍。

肺病内服方（三）

　　[主治] 肺病。

　　[方药] 百合二两　白及二两　白芷二两　白蔹二两猪肺一个

　　[用法] 将药及猪肺放在砂锅内（不要用铁器），用水炖至肺烂为止，要勤搅，吃肺喝汤，与吃饭时间相隔一小时。分作三天吃，每天吃三次，如吃后饱胀，可分为四天吃。

　　[来源简介] 中国百货公司河南省漯河市采购供应批发站贾镇宇同志介绍。

156

肺病内服方（四）

　　[主治] 肺痨病。

　　[方药] 珍珠粉一分　川贝五钱　白及五钱　鲫鱼一尾（约半斤重）

　　[用法] 将鲫鱼用竹刀豁开，去掉内脏，把前三味药放在鱼腹内用瓷盆炖熟，食之。鱼刺，鱼鳞用瓦烘酥服之。每三日吃一付。

　　[来源简介] 中共黑龙江肇东县昌五区委员会徐晓风同志介绍。据称彼区发现此方，患肺结核者曾吃此药有效。

吐血（六方）

吐血内服方（一）

［主治］咳嗽吐血。

［方药］藕节三钱　石斛三钱　冬桑叶　侧柏炭　苦杏仁各二钱　粉丹皮一钱　薏苡仁四钱　生甘草一钱

［用法］水煎两茶杯，四小时服一杯，可连服二剂。

［来源简介］福建省宁化县卫生工作者协会介绍。

吐血内服方（二）

［主治］吐血。

［方药］藕节五钱至一两

［用法］水煎，常服代茶。

［来源简介］宁乡县十七区李寿南同志介绍。

157

吐血内服方（三）

［主治］吐血。

［方药］鲜梨一个（去核，连皮）　鲜藕一斤　鲜荷叶一张（干者亦可）　鲜白茅根一两　柿饼一个（去蒂）　大红枣十枚

［用法］水煎代茶饮。

［禁忌］忌酒。

［来源简介］杨平同志经验方。

吐血内服方（四）

［主治］吐血。

［方药］贯众末二钱　血余炭五分　鲜侧柏叶约二两和水捣碎取汁一杯

［用法］上药放碗内，把碗再放在锅里用水煮一小时（注意不要让水跑进碗里去）取出，待温，入童便一小盅，黄酒少许，频频饮服。

［来源简介］河北省南口交通大街一〇九号吴越尘同志介绍。

吐血内服方（五）

［主治］吐血。

［方药］三七研细末，一钱

［用法］每次温水送服五分，一日二次。

［来源简介］四川庆符县中医代表介绍。选自《四川省中医验方秘方第一辑》（19页）。

吐血内服方（六）

［主治］吐血、衄血。

［方药］鲜栀子二两

［用法］将鲜栀子加清水二茶杯，浓煎一茶杯，分数次服下。

［禁忌］胃口冷痛忌服。

［来源简介］沈仲圭同志介绍，吐血、衄血（即鼻血）多是阳盛火升，栀子苦寒能引火下行，鲜者力更大。

胃病（九方）

胃病内服方（一）

[主治] 胃痛（胃痉挛）。

[方药] 乳香二钱　没药二钱　儿茶一钱半　木香八分
草果仁三钱

[用法] 用水煎服，一日二次。

[来源简介] 河北乐亭县一区公官营刘国珍同志介
绍。据函称曾用此方收到效果。

胃病内服方（二）

[主治] 吞酸（胃酸过多），胃痛，胃痛有时便血。

[方药] 乌贼骨粉一两七钱　浙贝母粉三钱

[用法] 乌贼骨去外壳、浙贝母洗净去脐膜，低温
烘干，各研为极细粉末，过筛拌匀。每次饭前服一钱
（十二指肠溃疡可酌增一倍），用白水送下，每日二至三
次。每五日为一疗程，如不愈可隔二日再继续服用。

[来源简介] 此方是中药研究所王药雨同志的验方，
据称业经天津中医院、天津总医院等试用有效。

胃病内服方（三）

[主治] 胃痛、吐酸。

[方药] 鸡蛋壳

[用法] 研细末，内服，每服三四钱。

159

[来源简介] 江苏昆山县南星渎镇王瑞石同志介绍。

胃病内服方（四）

[主治] 心下痛，胃痛。

[方药] 鲜百合

[用法] 水煮加糖吃十余次。

[来源简介] 葛卓人同志介绍。

胃病内服方（五）

[主治] 胃脘痛及各种气痛。

[方药] 延胡索三钱，酒炒

[用法] 煎服或研末开水冲服。

[来源简介] 宁乡县一区朱近田同志介绍。

胃病内服方（六）

160

[主治] 胃痛。

[方药] 棉花子七钱

[用法] 加水三杯，煎成一杯，另加黄酒半匙温服。

[来源简介] 福建霞浦县王华堂同志介绍。据称治一般胃痛，经临床试验有效。选自《福建省中医验方》（16页）。

胃病内服方（七）

[主治] 胃口冷痛（神经性胃痛）。

[方药] 吴茱萸二两　上肉桂三钱　全当归三钱

[用法] 共为细末，蜜丸，如梧桐子大。每服一钱，

日服三次，温开水送下。

[来源简介] 沈仲圭同志介绍，据称重庆民间单方用吴茱萸治胃口冷痛甚效，上方出北齐药方碑，比只用吴茱萸一味者，收效更速。

胃病内服方（八）

[主治] 食痹（即咽饭入胃后，胸膈隐隐作痛者）。

[方药] 干苋菜五钱　腊肉骨头四两

[用法] 将干的苋菜和腊肉骨头煮水当菜汤服。

[来源简介] 宁乡县八区张石麒同志介绍。

胃痛外用方

[主治] 寒性呕吐胃痛。

[方药] 生姜四两　面粉一两　鸡蛋白两个

[用法] 将生姜捣烂，与面粉蛋白混合，外敷在胸口下（胃部）。

161

[来源简介] 湖南醴陵敖知白同志介绍。据其函称很有效。

噎膈（一方）

噎膈内服方

[主治] 噎膈。

[方药] 山慈菇（整个破开）四两，洗净　上净白蜂蜜四两

［用法］用清水煎山慈菇煎浓，加入蜂蜜收膏。每日服二次，每次三五钱，斟酌病情轻重服用。

［来源简介］北京东四区南小街 45 号吉良晨同志介绍。

吐酸水（一方）

吐酸水内服方

［主治］吐酸水。

［方药］鸡蛋壳（去内膜）一钱

［用法］洗净晾干，研细末，成人每用一钱，开水冲服。

［来源简介］选自《吉林省中医验方秘方集第一集》（78 页）。

162

梅核气（一方）

梅核气内服方

［主治］日久不愈的梅核气（咽中如有物吐之不出，咽之不下）。

［方药］芹菜二斤

［用法］将芹菜洗净捣取汁，再加蜜少许，文火熬成膏。每天服半茶匙，开水冲服。

［来源简介］成焕亮同志介绍。选自《江苏省中医

秘方验方汇编第一集》（18 页），据称服至一个月后即奏效。

黄疸（四方）

黄疸内服方（一）

［主治］黄疸。

［方药］核桃仁二两　大枣四两　桃仁三钱　杏仁三钱

以上四味捣成泥。馒头两个挖空，各填黑矾一两置灶旁烘焦研末。

［用法］将药泥与馒头末和匀制成药丸，每丸重二钱。成人每日早晚白开水送服一丸；小孩服法同上，但剂量可酌减每丸一钱。

［来源简介］河北定兴县卫生院麻一夫同志介绍。据称此方善治黄疸。

163

黄疸内服方（二）

［主治］黄疸肿胀。

［方药］皂矾（入锅煅红以醋拌干）五两　苍术（米泔浸）七钱　甜酒曲一两　绵茵陈三两　山栀仁（炒）八钱　大黄（酒浸）四钱　金钱草一两半　青蒿二两半

［用法］先将皂矾、苍术、酒曲、金钱草四药共研细末。另将栀子、大黄、茵陈、青蒿四药久熬，去渣后熬成浓汁，再加小麦粉六两，调匀，煎成浓糊，与前药末合制成丸，梧子大，滑石为衣。每日早、晚、饭前，

用白水送服十至十五丸。

[禁忌] 忌食生、冷、酸、辣食物。

[来源简介] 湖南永绥县解放街 85 号温发钧同志介绍。

黄疸内服方（三）

[主治] 黄疸。

[方药] 川黄连八钱五分，姜汁炒研末　蒲公英四两，煎汁二道浓缩候用　白茅根二两，煎汁二道浓缩候用　吴茱萸一钱五分，盐水泡研末

[用法] 将川黄连与吴茱萸两种药末，连同蒲公英汁与白茅根汁和匀为丸如绿豆大，再用茵陈三钱、通草一钱、赤芍三钱煎汤送服丸药。

每次一钱，日服三次，食前服。

[来源简介] 上海石门二路一五四弄一九号曹惕寅同志介绍。

黄疸内服方（四）

[主治] 黄疸病。

[方药] 打瓜（即瓜子瓜）

[用法] 生吃瓜瓢，瓜皮煮熟吃（最外层硬皮去掉）。

[来源简介] 北京农业大学园艺系张儒懋同志介绍。

164

吐泻（二方）

吐泻内服方（一）

[主治] 呕吐泄泻。

[方药] 甲方：山楂片（去核）一两，滑石四钱，研极细末。

乙方：西砂头一两，研极细末。

[用法] 以上两方各用开水泡，更翻内服，如先服甲方，次服乙方，再服甲方，而后又服乙方。甲方每服六分；乙方每服一钱。

[来源简介] 湖南醴陵敖知白同志介绍。

吐泻内服方（二）

165

[主治] 暑天上吐下泻。

[方药] 大蒜一头　雄黄五分

[用法] 将大蒜、雄黄混合捣成泥，用温开水送下。

[来源简介] 河北阜平县炭灰铺合作煤矿，张承毅同志介绍。据称此土方特效，按法服用，可以止吐泻，经用屡验。

泻痢（三方）

泻痢内服方（一）

[主治] 腹泻、痢疾、肠风下血、消化不良。

[方药] 猪骨一两五钱,烧灰　地榆二两,炒黑　山楂二两,炒黑　神曲一两　麦芽五钱,炒

[用法] 共研细末,用瓶封固,贮藏留用。每次用白开水温服三钱,每日服三次。

[来源简介] 湖南汉寿陈绍海同志介绍,据来函称他本人每晚大便十余次,有二十多天治疗无效,后服此方,只吃一包就好些,服二包就能工作如常。

泻痢内服方 (二)

[主治] 久泻不止。

[方药] 干石榴皮一两

[用法] 研末,每次用二钱,以米汤泡服。

[来源简介] 厦门市苏志元同志介绍。选自《福建省中医验方》(21页)。

166

泻痢内服方 (三)

[主治] 久泻不止。

[方药] 大蒜一个

[用法] 烧存性,开水泡服。

[来源简介] 宁乡县十一区中医代表介绍。

水臌(六方)

水臌内服方 (一)

[主治] 水臌病。

[方药] 一枝花。是一种草药,叶子像柳叶较短一

些，根不开枝，生得较浅。折断流白浆，带胶性。五、六月间每根苗尾上开一黄花，因此叫一枝花。另有一种叫野油菜，与一枝花相似，但无白浆，不可用，有害。

[用法]用它的茎，把薄皮刮去，切成薄片，用锅炒干。每天用三两，分作两次用水煎服。

[禁忌]服药后25～30天严禁吃生盐、糯米、酸辣的东西。

[来源简介]广西平乐县二塘区副区长谢文光同志介绍。据函称此药吃下二十分钟见效，肚子很响屁多，要解大便。吃上三天，全部消完，已医好很多人，有把握。

水臌内服方（二）

[主治]水臌，腹部膨隆，水气肿胀。

[方药]败瓢（使用年久之面瓢，瓢面上已成紫黑色者）三钱　葶苈子三钱捣

[用法]放两小碗水煎成一小碗，先服一半，须侧卧，隔二小时再服另一半。

[来源简介]吴汇川、周伺虞二位同志介绍。选自《江苏省中医秘方验方汇编第一集》（22页）。据称病轻者一服消尽，重者两三次痊愈。

水臌内服方（三）

[主治]水臌病。

[方药]西瓜一个，切开　大蒜成人三五头，十周岁以内二头

[用法] 将大蒜去皮分瓣，逐一插入西瓜内，再把西瓜合上，然后用谷糠慢火围烧二十四小时。去瓜吃蒜。

[来源简介] 吉林省粮食厅李凤鸣同志介绍。

水臌内服方（四）

[主治] 水臌　从足跗先肿，渐肿至腹，小便不利者。

[方药] 茯苓一两　白术一两　赤小豆三钱　大麦须一两

[用法] 水煎服，一剂腹如雷鸣，泄水如注，再剂痊愈。接服补剂。

[禁忌] 禁食盐三个月。

[来源简介] 湖南省文史研究馆舒国华同志介绍。

168

水臌内服方（五）

[主治] 痞块，腹水。

[方药] 白雄鸡屎（连鸡屎白）一钱

[用法] 将白雄鸡屎炒焦，用水和黄酒各半碗煎沸，滤去渣淀，取汁内服。

[来源简介] 湖北天门县卫生协会第一次中医座谈会上中医师先生们献出的经验方。

水臌内服方（六）

[主治] 腹水。

[方药] 大戟　芫花　甘遂各等分

[用法] 共研为细末，每晚服一钱，服后食糖食少许。次晨冲服阴米粉子（即糯米蒸熟晒干磨成的粉）一碗，连日下浊物数次后，腹水即愈。

[来源简介] 湖北天门县卫生协会第一次中医座谈会上中医先生们献出的经验方。

臌胀（七方）

臌胀内服方（一）

[主治] 臌胀。

[方药] 独头大蒜去皮，一岁一个，最多不超过二十个

[用法] 好水酒（糯米酒）七成，黄酒三成，以漫过蒜为度，蒸熟。如在夏日，露一夜，再温服；冬月则趁热连酒服完。能从大便出虚气，下秽物，肿自消，一服除根。不忌盐与酱。

[来源简介] 湖北天门县卫生协会第一次中医座谈会上中医同志们共同献出的经验方。

臌胀内服方（二）

[主治] 臌胀。

[方药] 蟾蜍一只，剖腹纳入砂仁二钱

[用法] 放瓦上烧灰，开水送下。

[来源简介] 姜埝西桥镇胡健章、唐槐生两位同志介绍。

169

臌胀内服方（三）

［主治］水土不服臌胀。

［方药］猪尿脬一个　丁香三钱

［用法］将丁香放在猪尿脬内，置锅中微火久煮，饮汤，早晚服。

［来源简介］应克刚同志介绍。

臌胀内服方（四）

［主治］中满肿胀。

［方药］陈葫芦瓢一具

［用法］将陈葫芦瓢打碎用水酒（糯米酒）浸六次，炒焦为末，酌分数次吞服，或用水煎服亦可。

［来源简介］湖北天门县卫生协会第一次中医座谈会上中医同志们献出的经验方。

170

臌胀内服方（五）

［主治］痞满，腹胀如鼓，青筋浮起。

［方药］丁香　木香　沉香　砂仁　槟榔　青皮　陈皮　二丑　莪术　草果　肉蔻面包煨　茯苓　人参　生熟大蒜各等分

［用法］共研细末，水泛为丸，如绿豆大。每服四十粒。

［来源简介］湖北天门县卫生协会第一次中医座谈会上中医同志们献出的经验方。

臌胀外用方 （一）

[主治] 单腹胀。

[方药] 豆豉　姜皮　韭菜根　葱根　砂糖各等分

[用法] 共同捣烂和湿面粉作成饼，敷腹上。

[来源简介] 福建省宁化县卫生工作者协会介绍。

臌胀外用方 （二）

[主治] 臌胀（肝硬化或血吸虫病等的腹水）。

[方药] 麝香三厘　商陆五分

[用法] 共研细末，放在肚脐中，再贴上一张普通的膏药，或一块胶布，连贴两日后，如腹水减退，可照原方继续贴用一次。

[来源简介] 江苏常熟中学苏远同志介绍。据其函称在农村中有三个病人试用，效果良好。

171

腹痛（三方）

腹痛内服方 （一）

[主治] 腹痛。

[方药] 五灵脂　延胡索　没药　高良姜　草果仁制香附各等分

[用法] 为末，醋水泛丸，姜汤送下，温酒尤妙，每服三钱。

[来源简介] 常熟金村萧季良同志介绍。据函称此

方颇有行气活血作用。

腹痛内服方（二）

[主治] 急性腹痛（缩脚痧）。

[方药] 陈皮二钱　青皮二钱　枳壳三钱　连翘三钱
蒲公英二钱　金银花二钱半　乳香二钱　甘草二钱

[用法] 水煎服。外用食盐约二市斤，分成两份，放锅内炒热，布包轮换热敷痛处，每次以两三个小时为宜。

[来源简介] 郑州大东胡同十号张正先同志介绍。

腹痛外用方

[主治] 诸种腹痛（蛔虫痛、食积痛、月经痛等）。

[方药] 生香附末四钱　皂荚打碎，两个　食盐三两

[用法] 将上药共入铁锅内炒热俟出香味，加米醋一两，略拌炒，趁热布包敷痛处，缓缓熨之。药包冷可再炒热，另加醋四两继续熨用。

[来源简介] 仲立亭同志介绍。选自《江苏省中医秘方验方汇编第一集》（16页）。据称此方用之屡验。

脱肛（一方）

脱肛外用方

[主治] 脱肛。

[方药] 蜗牛壳一两

172

〔用法〕烧灰，研细，猪脂和敷。

〔来源简介〕葛卓人同志介绍。

便血（七方）

便血内服方（一）

〔主治〕大便下血。

〔方药〕椿根白皮六两　冰糖四两

〔用法〕用水四碗，煎至两碗，分二次服。

〔来源简介〕辽宁省抚顺市新抚区新扬街二十组六十七号贾鸿书同志介绍。据函称二十余年来用之有效。

便血内服方（二）

〔主治〕大便下血。

〔方药〕臭椿树根上皮二两，要去掉接触泥土的那一层皮，醋炒　甘草二钱　黑大豆一大把约四两　五倍子一钱

〔用法〕水煎服，成年人照上述分量。小孩酌减。

〔来源简介〕吉林省蛟河煤矿职工业余学校赵炳环同志介绍。据来信称本人曾患便血，久经治疗无效。后得此方，每日服一剂，连服两日即愈，多年未复发。

便血内服方（三）

〔主治〕便血不止。

〔方药〕铁脚威灵仙花二钱

〔用法〕将威灵仙花洗净，水煎服。

173

[来源简介] 湖北天门县卫生协会第一次中医座谈会上中医同志们献出的经验方。

便血内服方（四）

[主治] 便血（痢疾后便血）。

[方药] 鲜梨一个　鲜椿树根皮两条像筷子大小长短

[用法] 先用清水将椿树根皮洗净切碎，再把鲜梨切碎，同置碗内，用木棒捣烂，然后用纱布把汁挤出，酌兑温开水，作一次服。

[来源简介] 内蒙古乌盟石拐沟矿区人民委员会马庚申同志介绍。据其函称本人用过，治好了痢疾后的便血。

便血内服方（五）

174

[主治] 大便下血（非痔疮）。

[方药] 高粱花三两

[用法] 焙干研细末，每次三钱，用黄酒调服。

[来源简介] 甘肃玉门矿务局编辑室张秀东同志介绍的经验方。

便血内服方（六）

[主治] 便血。

[方药] 第一方：丝瓜藤三两，以露天过冬者为佳

第二方：金银花三钱　生白芍一钱五分　生甘草八分
灶中黄土一块

[用法]（1）将丝瓜藤放瓦上炙成灰存性，研细末，

拌蜂蜜。

（2）用第二方煎汤送服丝瓜藤末约二钱。

［来源简介］江苏靖江县朱爽轩同志介绍。

便血内服方（七）

［主治］大便时粪便前出血或粪便后出血。

［方药］地榆五钱　木耳三钱

［用法］加四茶杯水，煎取一茶杯，过滤服之。

［来源简介］鞍山市铁东区健康街 130 号孙侃同志介绍。

便秘（二方）

便秘内服方（一）

175

［主治］大便燥结。

［方药］蜂蜜一两　食盐二钱

［用法］开水一杯浸服。

［来源简介］郭德兴同志介绍。选自《山东省中医经验良方汇编第一辑》（81 页）。

便秘内服方（二）

［主治］便秘、常年大便干燥，不吃泻药不能大便者。

［方药］黑芝麻一两　核桃仁二两

［用法］共捣烂，每早服一匙，温白开水冲服。

[来源简介] 山东莱阳专区掖县徐沧海同志介绍。选自《山东省中医经验良方汇编第一辑》（85页）。

水肿（九方）

水肿内服方（一）

[主治] 水肿病（肾脏炎）。

[方药] 干葫芦一个

[用法] 除去子，切成块，以水煎煮徐徐饮之。成人每日用干葫芦四至八两（市秤），重症加倍，儿童酌减。需一个月余治愈，约用干葫芦一百多个（指成人），少则效果不大。

[来源简介] 当涂卫生协会博望区分会张本钦同志介绍。一般病者，一星期后，全身消肿，小便澄清，体温正常，数星期后完全恢复正常。

水肿内服方（二）

[主治] 水肿病（肾脏炎）。

[方药] 陈蚕豆（数年者最好）四两　红糖三两

[用法] 将蚕豆（带壳）和红糖放砂锅中添清水五茶杯，慢火熬煮一茶杯服下。

[来源简介] 梅县津坑邮站熊启明同志及镇江市郊卫生所吴国森同志介绍。

水肿内服方（三）

［主治］全身水肿。

［方药］金樱子根一斤，斩碎，用黄酒炒黑　阉鸡（即经过阉割的鸡）一个

［用法］将金樱子根与阉鸡一同加黄酒炖服（渣不要）。把鸡尽可能嚼细吃净，大约过两点钟后即大泻（先预备便桶），服二至三次可痊愈。

［禁忌］要忌盐一百天以上，饭菜只能用糖，如吃咸味，当天即能复发。

［来源简介］福建草大税务所陈龙生同志介绍。

水肿内服方（四）

［主治］水肿。

［方药］甘遂（面里煨熟）二两　黑牵牛（淘去浮者）二两

［用法］研细，水制为丸，梧子大，滑石为衣。每日早晚饭前，白水送服，八至十五六丸。

［禁忌］忌食盐六十天至一百二十天，荤腥酸辣生冷食品，亦宜暂忌。

［来源简介］永绥县温发钧同志介绍。

水肿内服方（五）

［主治］水肿气喘。

［方药］烂熟的甜瓜柄

［用法］晒干，用瓷瓦片，文火焙焦，以木棒轧成细面，过罗。将药面一钱许，用枣肉做成比黄豆小些的

177

丸，以红糖水送下。服后有点泻。

[禁忌] 忌盐、铜、铁。忌食小米、大米，避风。

[来源简介] 山东藏马县供销合作社张振福同志介绍。据函称此方是其叔祖父传给他的祖传秘方。

水肿内服方（六）

[主治] 水肿。

[方药] 甘遂三钱　白术三钱

[用法] 共研细末，每日服二次，每次五分至一钱。

[禁忌] 须由医生掌握使用。自己不要随便用。

[来源简介] 卜润泉同志介绍。选自《江苏省中医秘方验方汇编第一集》（24页）。

水肿内服方（七）

178

[主治] 水肿。

[方药] 大麦芒二钱

[用法] 将大麦芒炕黄，水煎浓汁服。

[来源简介] 朱克谦同志介绍。选自《江苏省中医秘方验方汇编第一集》（25页），据称服之小便如注，肿消。

水肿内服方（八）

[主治] 肿胀。

[方药] 鳢鱼（俗名黑鱼）一斤以内的一条

[用法] 煎汤淡服，连服二次肿即消。

[来源简介] 张天和同志介绍。选自《江苏省中医

秘方验方汇编第一集》（28页）。

水肿内服方（九）

[主治] 风湿全身浮肿症。

[方药] 姜皮三钱　橘皮二钱　酒曲三钱　荆芥二钱

[用法] 水煎一杯温服。

[来源简介] 湖南省文史研究馆舒国华同志介绍。据称此方系其母留传的经验方。

淋病（二方）

淋病内服方（一）

[主治] 五淋。

[方药] 金钱草干的八两　焰硝（即火硝）四两　滑石一两　萹蓄六两

179

[用法] 将金钱草、萹蓄熬滤三次，再熬成膏。焰硝、滑石研成粉，将药膏倾入药粉内拌匀，晒干，再研成细末。每服一至二钱，用温水冲服，一日四次。

[禁忌] 若是砂淋，病势重的，须忌食盐，并忌刺激性食物。

[来源简介] 永绥县中医师温发钧同志公开的药方。

淋病内服方（二）

[主治] 淋病。

[方药] 大黄八钱　胡椒五钱　猪脊髓一条

［用法］将大黄、胡椒研细，用猪脊髓和丸，如黄豆大，分为七包，每次服一包，每早空腹服一次，开水送下。

［禁忌］忌酒及酸辣生冷食物。

［来源简介］孙希章同志介绍。据其函称此系秘方，三五年的患者连服二料即愈，一年以内的，一料全好。

小便不通（六方）

小便不通内服方（一）

［主治］小便不通。

［方药］无花果 (生用) 三钱

［用法］水煎内服。

180 ［来源简介］江苏沛县五区刘庄瑞华联合诊所寄来的方子。据函称用此药治疗小便不通有效。

小便不通内服方（二）

［主治］小便点滴不通，腹胀，甚则腰腹手足麻痹。

［方药］炒知母四钱　炒黄柏四钱　肉桂末五分

［用法］水煎服。

［来源简介］福建宁化县卫生工作者协会介绍。

小便不通内服方（三）

［主治］尿闭。

［方药］蝼蛄虫两个

[用法] 用新瓦焙焦，趁热研碎，黄酒冲服。

[来源简介] 辽宁锦西县第九区高把屯村六组六十号石景安同志介绍。据其函称此方是一位伤员同志介绍他亲眼目睹的经验效方。

小便不通外用方（一）

[主治] 小便不通。

[方药] 莴苣菜四两

[用法] 捣烂成糊，敷肚脐上。

[来源简介] 北京万寿南路冯丕承同志介绍。

小便不通外用方（二）

[主治] 小便不利。

[方药] 大葱四五两

[用法] 切碎在锅内炒热，用纱布包敷脐上。

181

[来源简介] 张宝淇同志介绍。选自《山东省中医经验良方汇编第一辑》（123 页）。

小便不通外用方（三）

[主治] 小便不利。

[方药] 大蒜一头

[用法] 剥去皮捣烂，敷脐上。

[来源简介] 山东周义璞同志介绍。选自《山东省中医经验良方汇编第一辑》（123 页）。

膀胱结石（一方）

膀胱结石内服方

[主治] 膀胱结石。

[方药] 鹅不食草（又名石胡荽）二两，洗净

[用法] 将鹅不食草捣汁加白糖、白酒少许，一次服完。

[来源简介] 越南民主共和国海防市潘佩珠街152号刘济群中医师介绍，并附有两个病例，据称都是用此方治愈。

182

小便时刺痛，小腹胀痛（一方）

小便时刺痛，小腹胀痛内服方

[主治] 小便时刺痛与膀胱胀痛。

[方药] 小茴香二钱　金铃子二钱　泽泻二钱　白术一钱　猪苓二钱　木通三钱　云苓二钱　桂枝一钱　牛膝三钱

[用法] 水煎一茶杯，一次服下。

[来源简介] 黄登正同志介绍家传方。据称此药轻者一服或两服可愈。

肠疝（一方）

肠疝外用方

[主治] 肠疝、偏坠（又名小肠疝气）。

[方药] 向日葵秆（年久有虫蛀迹的更好）一棵

[用法] 去皮用穰，熬水一碗，红糖冲服。

[来源简介] 山东省蓬莱县磁石区四甲村农民孙智善同志介绍。据称曾试用有效。

遗精（三方）

遗精内服方（一）

[主治] 遗精。

[方药] 黄鱼鳔四两

[用法] 将黄鱼鳔切成薄片，放陶瓷罐内，放入适量之水，再兑入黄酒半盅，然后将罐放入锅内隔水煮24小时即成糊状。一日温服一小杯。

[来源简介] 镇江市郊区卫生所吴国森同志介绍。

遗精内服方（二）

[主治] 遗精、滑精。

[方药] 刺猬皮一两

[用法] 将刺猬皮焙黄研细末，蜜丸如桐子大，每

183

日服三钱，温开水送下。

［来源简介］北京新街口东三不老胡同 13 号尚古愚同志介绍。据称此方他曾用过很久，治遗精、滑精效果很好。

遗精内服方（三）

［主治］滑精、遗精。

［方药］炒韭子二钱　核桃仁一个

［用法］水煎加黄酒引，连服三日。

［来源简介］山东文登专区王静轩同志介绍。选自《山东省中医经验良方汇编第一辑》（175 页）。

高血压（六方）

高血压内服方（一）

184

［主治］高血压。

［方药］玉米须一握约二两

［用法］晒干、煮水喝，每次煮一握，一日三次。血压降低后即停止饮用。

［来源简介］北京地安门外鸦儿胡同 16 号唐古樵同志介绍。据其函称此偏方经人服用，有效。又，镇江中山路三八一号马为章同志亦介绍此方，据其函称其本人服用有效。

高血压内服方（二）

［主治］高血压。

〔方药〕桑树兜（桑树兜即桑树的主根，系在泥土内的桑树根，掘出后除去细根，洗净，用粗壮的主根）二钱至三钱

〔用法〕煎水服，也可以当茶喝。

〔来源简介〕南昌船山路 427 号沈翰卿同志介绍。据其函称服后脑子清爽，血压降低，未发现不良反应。

高血压内服方（三）

〔主治〕高血压病。

〔方药〕蚕豆花一两

〔用法〕开水泡，当茶饮，以上为一日量，须久服始效。

〔来源简介〕沈仲圭同志介绍，有罗某，居乡，患高血压，头晕耳鸣失眠，血压高至 200 毫米汞柱，服此方后，诸症消失，血压降至 130 毫米汞柱，两年后血压亦未再上升。罗某将此方传给高血压病者数人服用，亦有同样效果。

高血压内服方（四）

〔主治〕高血压。

〔方药〕龙骨三钱　牡蛎三钱　磁石三钱，布包煎　赭石三钱，布包煎　生铁落一两，布包煎　川杜仲五钱

〔用法〕水煎服。

〔来源简介〕湖南省立中医院彭旭东同志介绍，据来信称其叔父彭芝乾先生说此方迭著奇效。

高血压内服方（五）

［主治］高血压。

［方药］臭梧桐叶—两

［用法］每一天用臭梧桐叶一两，熬水，当茶喝。

［来源简介］无锡丁耀明、许显文两同志介绍。

高血压内服方（六）

［主治］高血压。

［方药］生铁锈水四两

［用法］用清水四两，将两块有锈生铁，放在水内对磨，俟水变红色，过滤，即用此水熬小米粥喝。如生铁锈一时找不到。可用新菜刀二把蘸满水放于净柜内，有三两天即可长锈，即将此锈刀放四两清水内磨下过滤，用它熬粥亦可。

［来源简介］北京东四五条牛圈胡同三号曲祖贻同志介绍，据称此方系其授业师张寿甫先生所传，其本人曾用过效果很好，原方曾载于《医学衷中参西录》，名一味铁养汤。

中风（四方）

中风外用方（一）

［主治］口眼喎斜。

［方药］蓖麻子仁（红皮的）二钱　乳香—钱

［用法］共捣烂如膏，摊布上，左喎贴右；右喎

贴左。

[来源简介] 河北威县张敬武同志介绍。选自《山西省中医验方秘方汇集第一辑》（65页）。

中风外用方（二）

[主治] 口眼㖞斜。

[方药] 蓖麻子一两　上冰片三分

[用法] 共捣成泥，左㖞贴右，右㖞贴左即正。如系冷天可加干姜附子各一钱。

[来源简介] 湖南省文史研究馆舒国华同志介绍。据称此方系其父西泉先生留传的经验方。

中风外用方（三）

[主治] 口眼㖞斜。

[方药] 嫩桑皮一尺　槐枝二尺　艾叶五钱　花椒五钱

[用法] 煎汤趁热频洗面部，先洗㖞的一面，再洗另一面，洗后避风寒。

[来源简介] 山西五寨沈培源同志介绍。选自《山西省中医验方秘方汇集第一集》（65页）。

中风外用方（四）

[主治] 中风不语。

[方药] 大蒜两瓣，去皮

[用法] 捣烂涂牙龈上，有效。

[来源简介] 山东寿光县任华轩同志介绍。选自《山东省中医经验良方汇编第一辑》（151页）。

187

头痛（九方）

头痛内服方（一）

［主治］头痛。

［方药］刀豆根五钱　黄酒一杯

［用法］将刀豆根用黄酒加适量的水煎服。

［来源简介］湖南省文史研究馆舒国华同志介绍。据称此系多年经验方。

头痛内服方（二）

［主治］血虚头痛（贫血性脑神经痛）。

［方药］五味子三钱

188

［用法］研细末，用开水冲服。

［禁忌］伤风感冒忌服。

［来源简介］山西清徐董伯恭同志介绍。选自《山西省中医验方秘方汇编第一辑》（67页）。

头痛内服方（三）

［主治］偏头痛。

［方药］枸杞根一两

［用法］水煎服。

［来源简介］福建龙岩县陈登科同志介绍。据称治偏头风轻者一二服；重者二三服即愈。选自《福建省中医验方》（29页）。

头痛内服方（四）

[主治] 偏头痛。

[方药] 苍耳子三钱

[用法] 水煎，温服。

[禁忌] 辛辣食物。

[来源简介] 山西五寨郑斐然同志介绍。选自《山西省中医验方秘方汇编第一辑》（67页）。

头痛外用方（一）

[主治] 头疼欲裂。

[方药] 白附子一钱　川芎一钱　葱白五钱，捣成泥

[用法] 将白附子、川芎共研细末，加葱白泥，摊纸上，贴头部太阳穴一小时，其痛即止。

[来源简介] 山西省定襄赵行权同志介绍。选自《山西省中医验方秘方汇集第一辑》（67页）。据称此方临床经验，确有效验。

189

头痛外用方（二）

[主治] 头痛，偏头痛，头皮内层触之亦痛，无肿瘤，时发时止，或受凉后发作者。

[方药] 荜茇五钱

[用法] 将荜茇研成细末，瓶装塞紧，每次取少许嗅鼻。左痛嗅右鼻孔，右痛嗅左鼻孔，每日可用五六次，不痛后减少次数，一个月后停止。

[来源简介] 李日东同志介绍。选自《江苏省中医

验方秘方汇编第一集》（8 页）。据称用此方嗅鼻，获效后并不复发。

头痛外用方（三）

[主治] 偏正头痛。

[方药] 生附子五钱　盐五钱

[用法] 共研细末以干净布包熨痛处，如觉冷，可稍炒热。

[来源简介] 湖南省文史研究馆舒国华同志介绍。据称此方系其父西泉先生留传的经验方。

头痛外用方（四）

[主治] 多年头痛。

[方药] 鹅不食草　羌活　细辛　白芷各等分

[用法] 共研极细末，发病时口含凉水，以鼻孔微吸药末少许，吸后将冷水吐出，头痛立止。

[来源简介] 山东鱼台县王庆吉同志介绍。选自《山东省中医经验良方汇编第一辑》（172 页）。

头痛外用方（五）

[主治] 头痛。

[方药] 生蓖麻仁一钱　生乳香一钱　食盐一分

[用法] 共捣烂成膏，用纸摊好，贴两太阳穴，一小时揭去。

[来源简介] 青岛无棣一路七十四号刘季三同志介绍。选自《山东中医经验良方汇编第一辑》（169 页）。

190

头晕（二方）

头晕内服方（一）

［主治］神经衰弱，头目晕眩，贫血，阳痿等症。

［方药］何首乌四两　枸杞子四两　锁阳四两　黄肉二两

［用法］共为细末，每服三钱，开水送下，每日早晚两次服用，可以常服。

［来源简介］辽宁省复县复州镇北街联合诊疗所张会仁同志和他父亲张云洲老先生共同介绍的多年经验方。

头晕内服方（二）

［主治］头晕。

［方药］白葵子仁（去壳微炒）二钱

［用法］研细末，临卧用白糖开水送服。

［来源简介］山东邹县周茂仁同志介绍。选自《山东省中医经验良方汇编第一辑》（172页）。

失眠（二方）

失眠内服方（一）

［主治］虚烦不寐（神经衰弱失眠症）。

［方药］鲜百合一斤　酸枣仁（炒）五钱

191

［用法］取鲜百合一斤，用清水泡二十四小时，取出洗净，然后将酸枣仁用水煎好去渣，再加入百合煮熟食之。

［来源简介］此方系四川达县第三初级中学邹子晋同志介绍，治该校教员张成智同志神经衰弱有效。百合最好用山中野生的。

失眠内服方（二）

［主治］失眠。

［方药］茯神五钱　生鸡子黄一枚

［用法］将茯神用一杯半水煎取一杯，稍停，兑生鸡子黄一枚搅匀备用。临睡前，先以温水洗脚十分钟，然后将鸡子黄趁热服下，时间不久即可安眠。

［来源简介］北京东四五条牛圈胡同三号曲祖贻同志介绍，此方系根据《衷中参西录》生鸡子黄汤变通的，本人用过很久，依法使用，一般失眠患者均可得到好转。

192

盗汗（二方）

盗汗内服方（一）

［主治］盗汗。

［方药］经霜的桑叶二十片

［用法］用开水六两半煮沸五分钟，温服。

［来源简介］安徽巢湖水上公安局门诊所所长魏博裕同志介绍。据其函称此方治好许多人，其本人盗汗亦

系服此方痊愈。

北京万寿南路 23 号冯丕承同志亦介绍此方。

盗汗内服方（二）

［主治］盗汗。

［方药］凤凰衣（即鸡蛋壳皮）七个或十个　荔枝七枚
红枣五枚

［用法］煎水服。

［来源简介］宁乡县二区王佩六同志介绍。

羊痫风（一方）

羊痫风内服方

［主治］羊痫风。

［方药］黄瓜藤二两，剪短

［用法］入清水三茶杯，煎取约二杯，分二次服。

［来源简介］祁燕祥同志介绍。选自《江苏省中医
秘方验方汇编第一集》（45 页）。据称屡用有效。

关节痛（四方）

关节痛外用方（一）

［主治］一般性的膝关节痛（膝关节炎）。

［方药］元明粉一两五钱　生石膏二两　青黛三钱　樟
脑三钱

193

〔用法〕共研细末，敷于局部。再另用鲜马兰叶数斤，洗净捣烂，涂在敷药上，一小时掉换一次。如肿胀部分内有黄水，应先消毒穿刺抽掉。

〔来源简介〕江苏常州西门卜弋桥邮电支局张钟泽同志介绍。据其函称效果良好。

关节痛外用方（二）

〔主治〕关节酸痛。

〔方药〕草乌二两　生姜二两　白芷一两　南星一两
肉桂（不见火）五分　赤芍一两

〔用法〕共研细末，开水调匀，敷患部。

〔来源简介〕天津五区贵阳路十二号李晓江同志介绍。

关节痛外用方（三）

〔主治〕关节痛，即风湿性关节痛，即风湿病。

〔方药〕曼陀罗实适量

〔用法〕将曼陀罗开花后结成的实，用火烘干或晒干，研细末，拌膏药油内，调成大点的膏药贴痛处。

〔来源简介〕湖北新洲县卫生院毛鼎言同志介绍。据称其本人曾用过此药，病状轻减，并走路都不感觉疼痛和软酸。

关节痛外用方（四）

〔主治〕关节痛。

〔方药〕食盐一斤　小茴香四两

194

［用法］共放锅内炒热，取出一半用布包熨痛处，凉了再换另一半，换下来的再炒热，如此循环炒熨数回。炒熨过的药不要抛弃，仍可使用。每日可做两次。

［来源简介］长春陈丽堂同志介绍。选自《吉林省中医验方秘方第一集》（35 页）。

风湿痛（四方）

风湿痛内服方（一）

［主治］手足麻木，腰腿疼痛。

［方药］五台蘑菇九两三钱一分　黄酒一两　白酒九钱花椒一分

［用法］将蘑菇拣净，把花椒熬水冲入黄、白酒内，混合一起，和蘑菇拌匀，笼蒸，晒干，磨末。每日早晚空腹以黄酒为引，白开水送下三钱。

［禁忌］忌食生冷。

［来源简介］此方系太原市小店镇同心丹房的方子。据称此方能追风散寒舒筋活血，并能除根。

风湿痛内服方（二）

［主治］受湿腰痛。

［方药］白术二两　薏仁二两　芡实一两五钱

［用法］水煎服。

［来源简介］湖南文史研究馆舒国华同志介绍。

195

风湿痛内服方（三）

[主治] 风湿痛。

[方药] 北沙参一两　瘦猪肉半斤

[用法] 将以上二味放砂锅内，放入油盐葱姜，一同煮熟，连汤分二次吃下。

[来源简介] 江苏省滨海县黄圩区龙马乡王码村杨康龄同志介绍。据称此方连续吃三次，很有效验。

风湿痛外用方

[主治] 风湿病（如脊椎骨风湿疼痛，产后足软无力，手足麻痹等症）。

[方药] 雄黄粉八钱　干姜粉八钱　吴茱萸粉四钱　艾绒五两

196

[用法] 把雄黄、干姜、吴茱萸三种粉末，充分混合在艾绒里。用时，将已混合的药艾取约一钱五分，放于一个盘子里，用火燃着成烟，熏患处距离约三寸高，烟尽为止，即以药棉擦去患处排出的胶液。如患处在脊椎骨，则熏疼痛的地方，如在手，则以关节部位为重点，如在足，则以膝后关节为重点（每天一次或二次）。

[来源简介] 广州大同路十一号陈宇平同志介绍。

油灰指甲（一方）

油灰指甲外用方

[主治] 油灰指甲。

［方药］白凤仙花二两

［用法］连根带叶捣烂敷之。

［来源简介］恽榛同志介绍。选自《江苏省中医秘方验方汇编第一集》（72页）。

消渴病（四方）

消渴内服方（一）

［主治］消渴病（糖尿病）。

［方药］玉竹五钱

［用法］煎汤，代茶喝。

［来源简介］上海复兴中路193号范乾德同志介绍。据其函称曾用此方治验。

消渴内服方（二）

［主治］消渴病（糖尿病）。

［方药］天花粉五钱

［用法］研细末，每天服一二次，每次六分至九分。

［来源简介］山西崞县卫生院中药部张宗良同志介绍。

197

消渴内服方（三）

［主治］消渴（糖尿病）。

［方药］糯米草去其两端，以中节者烧灰存性

［用法］每日八分，开水泡服，代茶喝。

［来源简介］宁乡县八区张石麒同志介绍。

消渴内服方（四）

[主治] 消渴（糖尿病）。

[方药] 玉蜀黍须

[用法] 每日煮水代茶饮之。

[禁忌] 忌食动物肝。

[来源简介] 本方系天津唐宗濂先生寄给中国科学院的。据其函称，其亲友及其本人服之均甚验。

瘰疬症（二方）

瘰疬症内服方（一）

[主治] 脖项胸前结瘿不散，以致气瘰脖子日渐自胀，气粗气喘，呼吸艰难，或初起红肿，或已溃脓水淋漓，不能收口者。

[方药] 海藻三两　海带三两　海螺壳三两　海蛤粉一两　川芎二两　木香五分　甘草五分

[用法] 共研细末，蜜丸，每丸四分重，每日临卧时服用，细嚼、白开水送下。

[来源简介] 沈阳市北市区北三经路 131 号王承叔老太太介绍。据称这是她婆家 40 年的单方，愿意介绍出来供大家研究试用。

瘰疬症内服方（二）

[主治] 瘰疬症（俗名气瘰脖，即甲状腺肿大）。

［方药］贝母　白蔹　僵蚕　芡实　大蓟各等分

［用法］共研细末，加水制丸，如梧桐子大（如有鲜大蓟可连根叶捣汁代水制丸）。每日早晨开水送服三钱。

［来源简介］江苏江阴长寿联合诊所承崇如同志介绍，据称此方曾治好数十人。

绦虫病（二方）

绦虫病内服方（一）

［主治］绦虫病。

［方药］雷丸二两

［用法］研为细末，将雷丸二两，分作三次饭后服用，不忌口，也不服泻剂。

［来源简介］此方系北京郎家胡同尹克振同志介绍。

绦虫病内服方（二）

［主治］绦虫病。

［方药］苦楝皮五钱　石榴皮五钱　槟榔片一两五钱

［用法］水三杯煎二杯，分二次空腹服下，服后暂勿进食。

［来源简介］石家庄河北省油脂公司蔡得井同志介绍，据称其友人曾得此病，经用此单方将虫头打下，从此永未再发。

199

蛔虫病（一方）

蛔虫腹痛外用方

［主治］蛔虫腹痛。

［方药］苦楝根肉皮一两

［用法］将苦楝根肉皮切碎捣成细末，用饭或面粉，和水作饼贴胸口，晚间用最相宜。

［来源简介］宁乡县十一区中医代表介绍。

蛲虫病（三方）

蛲虫病内服方

200

［主治］蛲虫（小线虫子）。

［方药］使君子四钱　槟榔四钱　花椒二钱　乌梅三钱芒硝三钱

［用法］晚饭前水煎一次服，一个月后再服一剂。

［来源简介］山东历城县六区陈贤麟同志介绍。选自山东省中医经验良方汇编第一辑（105页）。

蛲虫病外用方（一）

［主治］蛲虫（小线虫子）。

［方药］百部一两

［用法］将百部用水二碗，煎成一碗，过滤。候温，

一次灌肠。

[来源简介]袁中岳同志介绍。据称，经试用此法，都是一次即愈，并试制浸膏，做成坐药，临睡前塞入肛门，效力更佳。

蛲虫病外用方（二）

[主治]蛲虫（寸白虫）。

[方药]蛇床子三钱　楝树根三钱　生甘草一钱

[用法]将上药研末，以蜜煎搓成条子，塞肛门内，听其自化。

[来源简介]陶君仁同志介绍。选自《江苏中医验方秘方汇编第一集》（42页），据称本方在常熟市联合医院试用有效。

血丝虫病（一方）

血丝虫病内服方

[主治]血丝虫病、尿白尿。

[方药]芹菜根（最好用独根的）九根

[用法]用冷水一大碗，在火上煮开五六分钟，加上适量的白糖，服用。每日早晚各吃一次，每次都要换新的芹菜根。

[来源简介]江苏镇江铁路疗养院杜连生同志介绍。据其函称，他本人患血丝虫病用西药"海翠生"无效，经友介绍服此方后恢复正常，又经西医检查并没查出血

丝虫来。并且有很多人用此方治好了尿白尿的病。

姜片虫病（一方）

姜片虫病内服方

［主治］姜片虫。

［方药］槟榔（成人量）一两二钱至一两八钱

［用法］用水十两煎沸半小时，滤出药液，于清晨空腹顿服。小儿依照年龄酌减。如虫未驱尽，隔四五天后可再服用。

［禁忌］本方必须由医生掌握使用。

［来源简介］上海市第七人民医院内科介绍，据称临床观察四例，服药后两三个小时即排出姜片虫多只，试用病例虽不多。但疗效颇为满意。选自《上海卫生局中医中药临床实验汇编》（117页）。

钩虫病（一方）

钩虫病内服方

［主治］钩虫病。

［方药］硝石（即火硝，又名焰硝）五分　矾石（即皂矾）三分

［用法］将以上两药再加炒熟大麦面一钱，合研，作为丸药。上药为一次量，用大麦粥送下。成人一次服

下，未成年者减半，幼童再减。每日服二次。

[禁忌] 茶、榆皮面、牲口肉、北瓜、南瓜等。体弱者经医生诊断后再用。

[来源简介] 江苏东台县新垾街缪家巷十号翟冷仙同志介绍。据其函称东台地区钩虫病甚多，彼业医三十余年，用此方治愈病人很多，病轻者旬日而愈，重者不过一个月而痊，屡验。

囊虫病（一方）

囊虫病内服方

[主治] 结核疙瘩（囊虫病），周身皮里膜外生结核疙瘩无定处，有微疼的，有不疼而痒的，还有痉挛抽搐的。

[方药] 银花七钱　甲珠五钱　大贝七钱　炒枣仁八钱　丹皮四钱　川芎七钱　清夏七钱　广皮七钱　皂刺四钱　煅牡蛎一两　昆布七钱　乳香五钱　没药五钱　赤芍七钱　西归八钱　生黄芪五钱　柴胡五钱

[用法] 共为细末，炼蜜为丸，三钱重。早晚各服一丸，白水下。

[禁忌] 忌猪肉。

[来源简介] 通辽市中医第二联合医院，苑荫芳同志介绍。据其函称他在中医二院治了四个病例，均痊愈了，一个吃二料，疗程两个月，一个吃四料，疗程四个月，两个吃六料，疗程六个月。

二、外　科

瘰疬（十七方）

瘰疬内服方（一）

［主治］瘰疬（淋巴腺结核）。

［方药］鱼鳔四两

［用法］用芝麻油炸焦，临吃时炸，每晚临睡时吃，连续吃好为止。每次吃如大铜元大三四块薄片。

［来源简介］山西大学学员赵安黎同志介绍，据云确实有效，连吃一两个月。

瘰疬内服方（二）

［主治］瘰疬（淋巴腺结核）。

［方药］玄参四两　川贝母四两　牡蛎四两

［用法］取玄参、贝母蒸熟，将牡蛎放在炉火上，烧红后，浸入好米醋中淬过，三药共研细末，加蜜制丸，每丸重五分。饭前服，每日三次，每次三粒。

［来源简介］浙江省卫生厅第一疗养院院部谢继溪同志介绍。

瘰疬内服方（三）

[主治] 瘰疬，无论已溃未溃。

[方药] 苦参三两　川牛膝三两　昆布三两

[用法] 共研细末，以甘草三两煮汤制丸，如梧桐子大。每日临卧服三钱。

[来源简介] 上海汕头路八十二号陆清洁同志介绍。

瘰疬内服方（四）

[主治] 瘰疬。

[方药] 凤尾草根一两

[用法] 将凤尾草根同糯米酒合煎约半小时许，去草根温服。

[来源简介] 宁乡县一区谢石珍同志介绍。

瘰疬内服方（五）

[主治] 瘰疬鼠疮。

[方药] 梅花三十朵　小珍珠煅，十粒，共研细末，分作十包

[用法] 每日用鸡蛋一个，打开小口，将药粉末一小包装入蛋内，外用面包裹，柴炭煨熟后，去蛋皮，开水一次送服。隔一天，用一包，服用次数看病情轻重斟酌。

[禁忌] 忌房事。

[来源简介] 山西晋南平陆县南村乡马耀亭同志介绍。据其函称此方为其祖传秘方，确实有效。

205

瘰疬内服方（六）

[主治] 瘰疬。

[方药] 海藻—两五钱　昆布—两五钱　乳香—两五钱
没药—两五钱　炮甲珠—两二钱五　蜗牛二两五钱　皂刺五钱
全土狗五十个

[用法] 共为极细末，每晚临睡服一钱，白开水送
下，服药后饮黄酒一两，多饮更好。

[禁忌] 服药期间，忌食鸡蛋、甘草，并禁房事。
孕妇忌服。

[来源简介] 山西曲沃县西杨村杨握卿同志介绍。
据函称此系特效验方，不论远年近日，未破者，小的消
散，大的由坚化软，破口流净毒水而愈。已破者，服此
药流水更多，流净毒水可以收口。

206

瘰疬内服方（七）

[主治] 瘰疬。

[方药] 白头翁四两，研成细末

[用法] 将药末与鸡蛋清混合，制成大小如花生米
之丸。将鸡蛋打一小孔，将药丸放进一二丸火上烧熟，
连鸡蛋一并吃下，服后次日，如果患处红肿，即不是鼠
疮，停止服用（不是也无害）。如不红肿，就继续吃下
去。以愈为度。

[禁忌] 禁房事，否则无效。

[来源简介] 湖南省长沙粮食局马成武同志介绍。
据其函称此方是其祖传秘方，确有效，能完全除根，不

过效用慢一点。

瘰疬外用方（一）

[主治] 瘰疬（淋巴结核）。

[方药] 猫儿眼草（泽漆的别名，只用茎根）一两

[用法] 切碎放在锅内，加水熬成膏，外敷。

[来源简介] 青岛市沧口区新市路七号七户丁仞翔同志介绍。据称此系根据群众经验，经调查，确有效。

瘰疬外用方（二）

[主治] 瘰疬，已溃者。

[方药] 象牙屑一钱　珠粉一钱　轻粉一钱　川贝母一钱半　滴乳石一钱　石膏三钱　陈白螺蛳壳一钱，洗净

[用法] 以上各药研极细粉末用；或以粉末和猪脂调成软膏用，外敷患处。

[来源简介] 上海朱仁康同志介绍。

207

瘰疬外用方（三）

[主治] 瘰疬，未溃者。

[方药] 贝母三两　南星二两　大黄二两　姜黄三两花粉三两　黄柏二两　半夏二两　山慈菇一两　僵蚕一两

[用法] 以上各药研极细末，用蜂蜜调外敷。

[来源简介] 上海朱仁康同志介绍。

瘰疬外用方（四）

[主治] 瘰疬、气瘰疙瘩、老鼠疮。

〔方药〕杨树芝（即杨树掉下的芒，状如毛毛虫）三至五斤　冰片五分

〔用法〕洗净用铜锅熬水，把水熬成红色，过滤，去渣，将红水再放到铜锅里，用急火熬，随时搅动，俟熬成汤状后，改用慢火再熬，成浆糊状，加入冰片，搅匀，盛入容器内。按患处大小，外用有浆性的布剪好，再把膏摊到布上，贴患处。过三四天如发痒，可用热水毛巾敷两次，即止痒。每贴膏药可贴十天左右，用热水洗患处，再换新膏。

〔禁忌〕用药期间及愈后一个月内，避免性交，一百日内，忌吃驴肉、姜、豇豆。

〔来源简介〕河北涿县康复医院四疗区李仙舫同志介绍。据其函称，此方治好很多人，没有任何妨碍，最多不过两个月，即能痊愈。

208

瘰疬外用方（五）

〔主治〕瘰疬已溃未溃（淋巴腺结核）。

〔方药〕猪胆三十个，取汁　黄柏末一钱　青黛一钱　蜂蜜一钱

〔用法〕先将十个猪胆汁，放锅内熬去水分，再陆续兑入其余胆汁。待熬剩四分之一左右，勤搅。熬到胆汁粘稠，加入蜂蜜，再熬再搅，至有坚韧性，再撒入黄柏、青黛混合末，随撒随搅，搅到将膏滴水不散为度，乃离火，用力搅拌，愈搅愈稠，候冷收膏入罐备用。用时将膏药摊在油纸上，约一分厚为度，外用橡皮膏或绷带包扎，一般三天换一次。

［禁忌］忌铁器（从制炼到治疗均忌铁器）。忌食强烈性的刺激品。

［来源简介］北京前外三里河大街 51 号家庭妇女盖芸泉同志介绍，经北京中医进修学校试用，效果很好。

瘰疬外用方（六）

［主治］瘰疬（淋巴腺结核）。

［方药］生半夏二钱　生南星二钱

［用法］共捣成浆糊敷患处。

［来源简介］北京万寿南路冯丕承同志介绍。

瘰疬外用方（七）

［主治］瘰疬（淋巴腺结核）。

［方药］独角莲（鲜的）

［用法］把独角莲制成糊状，抹在溃破的瘰疬疮口上。

209

［来源简介］大连铁路医院结核五病房王升荣同志介绍。据其函称抹几次即愈。又说烟台市立医院试用其治疗骨结核，抹药三四次，就不流脓了，只流黄水，又过几次，流白水，并长肉芽，又过几次封口了。又治了一个多年的结核性瘘管。

瘰疬外用方（八）

［主治］瘰疬。

［方药］风化石灰二两　食碱一两

［用法］将石灰筛过，与食碱研匀，置瓶中紧塞。

用药一匙置杯中，再放入好高粱酒调匀，要使酒漫过药一分，以新笔蘸刷瘰核，日涂数次。如已溃者，须离开破口刷药，以免破处粘药疼痛。

[来源简介] 广东梅县卫生学校张智仁同志介绍。据其函称，涂此药后能使瘰核日渐缩小，无论瘰核多至如何，俱可愈。

瘰疬外用方（九）

[主治] 瘰疬。

[方药] 豆腐泔水（做豆腐压榨出来的水）适量

[用法] 将豆腐泔水放锅里，用急火煮稠，再以微火慢熬至稠厚如面糊，将它贴在疮上，逾时即粘住，药力退时，自行脱落，再换新的。一个月余，即可消散，并不损害皮肤。

[来源简介] 常阴区双桥联合诊所孟景泰同志介绍。据称此方系某中学校长钱人龙同志介绍的，因钱校长的母亲患颈淋巴结核，已有十八年的历史，多方治疗无效，后用此方一个月即愈。并说他本人开业十余年常用此方，均有良效。

瘰疬外用方（十）

[主治] 瘰疬。

[方药] 癞蛤蟆肉（蟾蜍）一钱　　川连末一钱　　活蜘蛛五个

[用法] 共同捣烂放在膏药当中贴患处。

[来源简介] 王再生同志介绍。

疔疮（五方）

疔疮内服方（一）

[主治] 疔毒。

[方药] 麝香五厘　朱砂一钱　梅片一钱　熊胆八分

[用法] 共研细末，将黄酒烧开，凉后冲服。

[来源简介] 吉林省临江县石人区八宝小学校孙文才同志介绍。据来信称此方亦可治大头瘟，服药后经十二小时即全消。

疔疮内服方（二）

[主治] 疔疮。

[方药] 白芷一钱五分　丁香一钱五分

[用法] 共研末，水煎一次服。

[来源简介] 福建福清县陈祥呈同志介绍。据称此方经数十年临床运用，治愈疔疮病例不下千计。选自《福建省中医验方》（56页）。

211

疔疮外用方（一）

[主治] 疔疮。

[方药] 黄柏五钱　知母四钱　黄芩四钱

[用法] 共研细末，调茶水搅匀敷于疔上。

[来源简介] 福建省宁化县卫生工作者协会介绍，据称可止痛退热屡验。

疗疮外用方（二）

[主治] 疗疮走黄，起红线（疗疮引起败血症）。

[方药] 红浮萍二两

[用法] 捣烂敷之，有效。

[来源简介] 福州市俞慎初同志介绍。选自《福建省中医验方》（59页）。

疗疮内服外用方

[主治] 疗疮。

[方药] 野菊花叶一大握

[用法] 洗净捣烂，开水泡服一二碗，另用渣敷患处。

[来源简介] 宁乡县十九区李仙桥同志介绍。

212

◈ 痈肿（五方）◈

痈肿外用方（一）

[主治] 脓肿初期，疼痛不可忍者。

[方药] 白及三钱　白蔹五钱　黄柏三钱　玉金三钱　大黄三钱　川乌三钱　草乌三钱　南星三钱　香附三钱　白芷三钱

[用法] 共研极细末，醋调或冷开水调敷患处。

[来源简介] 湖南澧县习盛玉同志介绍。据其函称其腋下生疮，疼痛难当，用此药只七日全部消肿。

痈肿外用方（二）

[主治] 肿毒。

[方药] 荞麦粉二两　明矾八钱

[用法] 共研末调匀，浓茶水调敷。

[来源简介] 湖南宁乡县十一区中医代表介绍。

痈肿外用方（三）

[主治] 无名肿毒、脓疱、疮疖或淋巴腺肿大。

[方药] 花椒一两　生明矾五钱　枯矾五钱　广皮五钱
皮硝四两　穿山甲四钱　僵蚕四钱　猪胆汁二两　麻油或
凡士林四两

[用法] 先将花椒、广皮、穿山甲用水一斤先煮三
十分钟，然后入余药再熬，至稠粘，过滤去渣，熬成浓
糊状，再入麻油拌匀装瓶，用时敷患处（溃疡忌用，不
可内服）。

213

[来源简介] 湖南澧县治湖二总队六大队介绍。据
其函称民工孙逢时，胸部生脓疱，用此膏敷上即减轻，
连续使用五次，炎症消失。

痈肿外用方（四）

[主治] 痈疮初发，红肿高起。

[方药] 凤仙汁（即凤仙花连茎带叶捣汁）一碗　防
风一钱　白芷一钱

[用法] 熬稠去渣，装容器里，放凉水内拔火毒
（注意勿令水流进去），一夜即成，摊布上贴患处。

[来源简介] 山西解虞县关家庄村王燮辰同志介绍。据其函称未生脓即消，已生脓三五日轻减即破。

痈肿外用方（五）

[主治] 疮痈。

[方药] 苦楝子（即苦楝树果核的仁）五钱　豆油一两

[用法] 将苦楝子与豆油共同捣烂成泥，涂在患处，外垫一层油纸，再用纱布包好。

[来源简介] 江苏省宜兴卫生工作者协会金鉴同志介绍。据称此方曾治过 70 多个病例，均有效。

热疖（一方）

214

热疖内服方

[主治] 热疖（连生不断者）。

[方药] 芭蕉根汁一小酒盅

[用法] 取芭蕉根汁一小酒盅饮之。

[来源简介] 恽榛同志介绍。选自《江苏省中医验方秘方汇编第一集》（55 页）。据称可消热毒而愈。

丹毒（一方）

丹毒外用方

[主治] 丹毒。

［方药］活蚯蚓六条，洗净　白糖一两半

［用法］将蚯蚓与白糖共同捣烂如糊状，调敷患处。

［来源简介］江苏省滨海县黄圩区龙马乡杨康龄同志介绍。

妇女乳病（十一方）

妇女乳病内服方（一）

［主治］乳痈、乳房结成硬块，局部红肿热痛，发热恶寒头痛，全身不适。

［方药］赤芍五钱　贝母五钱　银花五钱　连翘二钱炮穿山甲二钱　没药一钱　乳香一钱　红花一钱　当归二钱　川芎二钱

［用法］用水一次煎取二茶杯，兑黄酒二盅，分二次服下。

［禁忌］已化脓者不可用。

［来源简介］山东临沂县朱隆区武德诊所朱学举、李瑞亭同志介绍，据称服此方后即可退热，曾用此方治145例，治愈率98％。

妇女乳病内服方（二）

［主治］妇女新久乳疬、乳痈、乳岩、乳核、乳疽及奶管结块。

［方药］炒百合六钱　土贝母六钱　丁香一钱　炒小茴二钱　天花粉五钱　木通四钱　制大茴二钱　夜明砂二钱

红花四钱　　酒制归尾六钱　　酒制川连七钱

[用法] 以上各药共研细末，早晚饭后，各服一钱五分，用温陈酒吞服，或用温开水吞服。

[来源简介] 上海河南路七浦路二〇七弄（恒吉坊）廿五号蒋耀伦同志介绍。据其函称此药能使硬块缩小，未溃者立能消散，红肿溃烂者脓自流出自愈。

妇女乳病内服方（三）

[主治] 妇女乳房红肿坚硬、胀痛等疾。

[方药] 鹿角三钱

[用法] 用鹿角于瓷碗粗底中入冷水少量，磨浓，黄酒冲服，盖被取汗。

[来源简介] 北京西郊百万庄寅十号春明同志介绍。据其函称曾用过很有效。

216

妇女乳病内服方（四）

[主治] 乳痈。

[方药] 橘核略炒，五钱

[用法] 黄酒煎，去渣温服，不能饮酒者以水煎，少加黄酒温服也可。

[来源简介] 葛卓人同志介绍。

妇女乳病内服方（五）

[主治] 乳部生疔。

[方药] 山慈菇（最好是整的）一钱三分　　胡桃仁（生的不去薄皮）一两　　黄酒二两

[用法] 将山慈菇用水二饭碗，以瓦罐煮半个时辰，以软能嚼烂为度；胡桃仁捣烂；黄酒温微热（若有心脏病人，可以不喝酒）。以上三味共冲成一饭碗，嚼烂连汤带渣吃下（以上指乳病初起，凡一二天之奶疖，红肿疼痛可用，若内部尚未化脓者，只服一二剂，完全消散，若已化脓的无效）。

[来源简介] 上海漕宝路 120 号 7 号宿舍薛炳和同志介绍。据其函称其爱人曾用此方治愈。

妇女乳病内服方（六）

[主治] 乳疖，乳癌。

[方药] 山慈菇研末，一钱

[用法] 每天服细末一钱，温开水送服。

[来源简介] 上海漕宝路 120 号 7 号宿舍薛炳和同志介绍。

妇女乳病内服方（七）

[主治] 乳癌。

[方药] 大瓜蒌一个，去皮焙　薤白五钱，酒浸焙　明乳香二钱，去油　明没药二钱，去油　生甘草五钱

[用法] 共研细末，用黄酒三盅（约六两），并酌量加水，放砂锅内用慢火熬至一盅，去渣饭后分作三次温服。

[来源简介] 新浦董蠡海中医师处方，武祥姗同志连服此方十一剂，乳癌逐步痊愈，未复发。

妇女乳病内服方（八）

[主治] 乳痈乳岩。

[方药] 黄鱼脊刺三两　青皮三两

[用法] 为末，米汤葱汁泛丸，如绿豆大，每服三钱，黄酒下。盖被取汗。初起一服即消，重者三服。

[来源简介] 葛卓人同志介绍。

妇女乳病内服方（九）

[主治] 乳痈。

[方药] 浙贝母三钱　天花粉三钱　全当归一两　穿山甲二钱　白通草一钱　金银花三钱　生甘草二钱　瓜蒌壳二钱　蒲公英一两　煨皂角一寸

[用法] 水煎两茶杯，分两次服。服后睡眠。

[来源简介] 此系西安群众日报社转来洋县王栋同志之方，据其函称此方系其父子经验五十余年的方子，很有效验。

218

妇女乳病外用方（一）

[主治] 乳疮。

[方药] 川连末五分　蓖麻子二钱　雄黄一钱　梅片二分　活蜘蛛五个

[用法] 以上五味共捣烂，加熟糯米（江米）饭捣成膏，贴于患处。

[来源简介] 王再生同志介绍。

妇女乳病外用方（二）

［主治］乳头干裂（有孩子吃奶）。

［方药］鸡蛋黄三个　鹿角霜五分

［用法］将蛋黄干炒出油，把油倒出，俟后冷却加鹿角霜调匀搽患处。

［来源简介］常熟县第三届中医进修班介绍，选自《江苏中医秘方验方汇编第一集》（117页）。

搭背（二方）

搭背外用方（一）

［主治］搭背。

［方药］白胡椒二钱　松香三钱　膏药油二两　冰片二钱

219

［用法］先把松香白胡椒敲碎研细，倒入小锅内，加高粱酒二两和膏药油熬化和匀（熬时要小心，不可着火），临出锅再加冰片搅匀。用时摊于青布上如膏药形，贴在疮口上。每天换贴一次，搭背未出头可加巴豆一钱，已出头可加黄芪一钱。

［来源简介］北京东四南大街一二九号许引之同志介绍。据称系其父亲许仁智老先生多年的经验方，五十年治好约有二千五百人左右。

搭背外用方（二）

［主治］搭背。

［方药］山蜂子窝一个，内灌满蜂蜜

［用法］用桃木将山蜂子窝烧成焦炭，再研成细末，将药面用香油调和，敷患处，每天换一次药。

［来源简介］海拉尔市人民法院丛曰倬同志介绍的内蒙区法院民事庭冯庭长的多年经验方。

溃疡（一方）

溃疡外用方

［主治］溃疡，防腐生肌。

［方药］生石膏一两　广丹六钱　冰片四分

［用法］先将石膏研极细末，再入广丹，合研后，入冰片研匀，用瓶封固，贮藏待用。先用冷开水洗净患处，将药末撒入已溃部分，再用纱布橡胶布或膏药固定所敷药粉。

［来源简介］湖南澧县治湖二总队四大队介绍。据其函称该队炊事员康光武同志患蜂窝组织炎，已溃痛得不能入睡，撒此药后，当晚止痛，三天就能工作了。

220

阴疽溃烂（一方）

阴疽溃烂外用方

［主治］治阴疽溃烂，久不收口，经常流脓水，内有管壁者。

［方药］乳香二钱　没药二钱　血竭二钱　儿茶二钱雄黄二钱　银朱二钱　黄丹二钱　潮脑三钱　轻粉一钱半官粉一钱半　赤小豆三钱　龙骨一钱　象皮一钱半　麝香二分冰片三分

［用法］共研细面，用猪板油三两，同药捣为膏，将药膏填满疮口，外用纱布盖上，三日换一次。轻者两星期，重者八星期即愈。

［来源简介］河南省信阳专署中医进修班介绍。据其函称效果很好。

221

蛇盘疮（二方）

蛇盘疮外用方（一）

［主治］蛇盘疮，此病多发于腰部周围，起豆大赤白水泡，痛不可忍。

［方药］干地龙（蚯蚓）三两

［用法］研成细末，凉白开水调浓茶搽之。

［来源简介］张家口市医联会胡东樵同志介绍。

蛇盘疮外用方（二）

［主治］缠腰丹毒（又名蛇盘疮，起水泡，肿在腰部，疼痛）。

［方药］雄黄二钱　生白矾二钱　黄柏末二钱　冰片少许

［用法］共为细末，和片松叶（适量）鸡子清，敷患处。

［来源简介］辽宁省复县复州镇北街联合诊疗所，张会仁同志和他父亲张云洲老先生共同介绍的多年经验方。

坐板疮（一方）

坐板疮外用方

［主治］坐板疮（臀部湿疹）。

［方药］丝瓜皮四两

［用法］晒干研末，用麻油调敷患处。

［来源简介］福建连江县孙宜克同志介绍。选自《福建省中医验方》（61页）。

臁疮（五方）

臁疮外用方（一）

［主治］经年不愈的臁疮（下肢溃疡）。

［方药］杨树叶子二斤　醋三斤

［用法］用醋煮杨树叶子，煮熟贴之。每日洗疮一次（用开水），洗后更换杨树叶，用绷带缠好。

［来源简介］张家口市医联会胡东樵同志介绍。

臁疮外用方（二）

［主治］臁疮腿。

［方药］炉甘石一两　密陀僧一两　炙甘草一两　冰片三分

［用法］先用水煮炙甘草和炉甘石，水干去甘草，将炉甘石和密陀僧共研细末，再加冰片调匀。用香油调成糊，敷患处，用纱布包好。数日后发痒，勿解，用手在外面轻拍。再过数天，将药解开，另换新药。一付药可敷二次。

［来源简介］北京大学中关园第一公寓 701 号王霞五同志介绍。据其函称系家乡农民经验方。

臁疮外用方（三）

［主治］臁疮腿。

［方药］南瓜瓤适量

［用法］将南瓜瓤捣烂敷患处自愈；晒干研末撒之更妙。

［来源简介］西安市传染病医院梁俊琪先生介绍，据来信称系其父亲梁老先生记载的经验良方。

223

臁疮外用方（四）

[主治] 臁疮腿。

[方药] 大黄二钱　轻粉二钱　黄蜡二钱　黄丹二钱
血余炭二钱　石灰二钱　龙骨二钱　香油一两　以上除黄蜡
外各研细末

[用法] 先将香油熬热，兑入黄蜡，再将其余药末
加入和匀即得。敷患处。

[来源简介] 西安市传染病医院梁俊琪同志介绍。
据来信称系其父亲梁老先生记载的经验良方。

臁疮外用方（五）

[主治] 臁疮腿。凡腿下部出水，久不收口，皮色
有紫黑、败血现象者均可使用。

[方药] 血竭二钱　明雄黄一钱　乳香一钱五分　密陀
僧二钱　章丹二钱　冰片一分　铜绿一钱　轻粉一钱

[用法] 共为细末，香油和匀（若用松柏油和上更
佳），敷患处。

[来源简介] 辽宁省复县复州镇北街联合诊疗所，
张会仁同志和他父亲张云洲老先生共同介绍的多年经验
方。据称效果很好。

黄水疮（七方）

黄水疮外用方（一）

[主治] 黄水疮。

[方药] 木芙蓉叶三钱　川黄柏一钱五分　香白芷一钱五分　生甘草五分

[用法] 共研细末，凉开水调敷。

[来源简介] 北京西郊八里庄十四号宁琛同志介绍。

黄水疮外用方 （二）

[主治] 皮肤湿痒流黄水。

[方药] 硼砂三钱　蛤粉五钱　炉甘石一两　棉油二两

[用法] 共研极细末，棉油调匀，先将患处洗净（用冷开水），再以鸡毛（以酒精消毒）蘸药涂敷患处。每日涂三次。

[来源简介] 湖南常德治湖工程指挥部介绍。

黄水疮外用方 （三）

[主治] 黄水疮。

[方药] 乌贼骨二两

[用法] 研极细面，和香油调擦之。

[来源简介] 哈尔滨医科大学第一附属医院周锡珊、姜中毅二位同志介绍的多年经验方。

黄水疮外用方 （四）

[主治] 黄水疮、丹毒、臁疮等及一切痛痒疮症。

[方药] 马兜铃根二钱

[用法] 炒微黄色，研极细末，香油调和搽患处。

[来源简介] 黑龙江省宾县宁远区中医联合诊疗所贾瑞峰同志介绍，据称多年临床使用有效，并可内服治

225

小儿疳疮痢疾等症。

黄水疮外用方（五）

［主治］黄水疮。

［方药］真铜绿二钱　明矾二钱　铅粉二钱　松香二钱

［用法］将药置瓷片上（砂、瓦均可，不用金属器具），用火煅成灰色，研成细末，以植物油调匀，涂患处。每日换药一次，换药应用油洗，不可用水洗。

［来源简介］辽东省辽阳市阎冀正同志介绍。

黄水疮外用方（六）

［主治］皮肤瘙痒流黄水。

［方药］黄连五钱　　飞矾三钱　　冰片一钱　　铜青三钱
官粉三钱　　黄丹五钱

［用法］共研细末，香油调搽，或用干末撒患处，若用凡士林配成20％软膏亦可。

［来源简介］大同市第二人民医院弭文俊同志介绍。

黄水疮外用方（七）

［主治］黄水疮。

［方药］青黛二钱　蛤粉二钱　煅石膏二钱　川黄连一
钱半　黄柏一钱半

［用法］共研极细末，用麻油和成稠块，再用新井水调成稀糊，敷患处。作痒者，加轻粉二分、梅片三分。

［来源简介］山东济宁市古楼街四号王迪生同志介绍。

秃疮（七方）

秃疮外用方（一）

[主治] 秃疮。

[方药] 苦楝树花（春天长的）四两

[用法] 将花装在黄泥瓦罐中，把口封紧，埋在地下，等到五六十天后，即化成溶液。用该溶液擦秃疮上。

[来源简介] 安徽合肥市官盐巷 56 号陆也平同志介绍。据其函称已治愈数人。

秃疮外用方（二）

[主治] 秃疮。

[方药] 碱土一两　香油二两

[用法] 将碱土与香油和匀涂患处。

[来源简介] 河北钜中王记贵同志介绍。

秃疮外用方（三）

[主治] 秃疮。

[方药] 降霜后的白杨树叶四两

[用法] 放在砖或瓦上，烧成灰色粉末，用香油调成糊，敷秃疮上。

[来源简介] 四川奉节县城西门外白马寺青龙炼磺站杨斌昭同志介绍。

秃疮外用方（四）

[主治] 秃疮。

[方药] 楝树的果实一两　猪油三两

[用法] 把楝树果实放置铁器内加热干燥后，呈黄色，取出制成细末，再加猪油混合，加热至沸，放冷即得。用前，理发洗头，每隔七十二小时涂药一次。每次涂时均须洗头。

[来源简介] 徐州梅厚备同志介绍。据其函称颇具疗效。

秃疮外用方（五）

[主治] 秃疮、黄水疮。

[方药] 花椒二钱　白矾二钱　枯矾二钱　冰片二钱

[用法] 共为细末，用香油调敷患处。

[来源简介] 西安市传染病医院梁俊琪同志介绍。

秃疮外用方（六）

[主治] 秃疮。

[方药] 鲜白头翁五两，干者亦可用　冰片五分，研末

[用法] 将白头翁煎好去渣，用微火熬成膏，加冰片搅匀备用。先令患者剃头，用肥皂水洗净，再敷药。

[来源简介] 陕西省兴平张天顺同志介绍。选自《陕西省中医代表会交流经验方汇编》（80页），据称：三至七日可见效。

秃疮外用方（七）

[主治] 秃疮。

[方药] 黄牛牙七个，烧灰 猪板油二两

[用法] 将黄牛牙烧灰研细面，调猪板油涂敷。

[来源简介] 辽宁省辽中县第七区卫生所郝敬之同志介绍。

癣病（十三方）

癣病外用方（一）

[主治] 发癣。

[方药] 小米谷糠油

[用法] 在大菜碗上糊上一张纸，在纸上扎满小孔，229 将谷糠堆在糊好的纸上，将烧红的木炭块放在糠的顶上，再用糠把炭盖住，让它燃着，快燃到近纸时，将糠全部去掉，再把纸去掉，碗内就是糠油。把糠油藏入有塞瓶内，每日擦二三次。

[来源简介] 西北煤矿管理局石忠贞同志介绍。

癣病外用方（二）

[主治] 落发癣。

[方药] 米醋一两，放铁勺内，将米醋烧开

[用法] 用棉球浸醋洗癣处，每日三四次。

[来源简介] 威海卫周文堂同志介绍。

癣病外用方（三）

[主治] 发癣。

[方药] 锈铁钉四两　米醋四两

[用法] 用醋磨锈铁钉，即以此汁涂敷癣上。

[来源简介] 江西大庾西山钨矿计划科李煜同志介绍。据其函称他自己生了很重的头癣，用各种药治疗很长时间都不好，经试用此药，半个月便好了。

癣病外用方（四）

[主治] 癣。

[方药] 杏仁半两　好醋半斤

[用法] 将杏仁捣碎，与醋混合，然后加热。先用热水把患处洗净，再将药加热趁热用棉花洗搽患处。每天用一次，连用两三天，隔一二天再用两三天。

[禁忌] 用药期间及用药后半月，不可饮酒。

[来源简介] 皖涡阳县青町小学高华民同志介绍。据其函称已经多人试验，均效。

癣病外用方（五）

[主治] 顽癣。

[方药] 密陀僧一两，研末　老姜一片，劈开

[用法] 将密陀僧末放于姜上，每日擦患处。

[来源简介] 宁乡县一区陶季全同志介绍。

癣病外用方（六）

[主治] 癣疮。

[方药] 杉木锯屑

[用法] 用一个饭碗，上面盖糊一层纸，使离碗底约三四分，在碗外边上用浆糊把纸边粘固，然后把木屑（干燥的）堆在碗的纸上，用一小块烧红的炭，从上烧到下面，将要烧到碗纸时，将木屑去掉，把纸撕开，碗底就已有杉树油了。用时先把癣疮洗净，用消毒刀刮一刮，然后把杉树油涂在癣疮上，涂两三次即愈。

[来源简介] 福建宁化县治平区公所巫平峰同志介绍。据其函称这是他祖传的良方，收效很好。

癣病外用方（七）

[主治] 顽癣、牛皮癣。

[方药] 五倍子一两　米醋四两

[用法] 用烧瓶放米醋煮五倍子数沸，去五倍子渣，用药汁涂抹患处。

[来源简介] 辽阳市阎冀正同志介绍。

癣病外用方（八）

[主治] 顽癣。

[方药] 紫荆皮一两五钱　槟榔二钱五分　百部根一两二钱　斑蝥一钱二分五厘　樟脑六钱二分五厘

[用法] 烧酒半斤浸二十天，擦患处。

[来源简介] 崔运同志介绍（彭杰三同志转）。

癣病外用方（九）

[主治] 癣病。

[方药] 木鳖子（不是番木鳖）五钱，去皮　醋二两

[用法] 用木鳖子磨醋，取汁涂患处。

[来源简介] 湖南安化桥头河广生祥药店程守仁同志送来。

癣病外用方（十）

[主治] 癣疮、闹疮、肛门痒、羊须疮、肩癣、脚痒、癞头。

[方药] 密陀僧一两　猪脂一两

[用法] 研极细，绢筛，瓶贮，用时和猪脂调涂。

[来源简介] 湖南醴陵敖知白同志介绍。据其函称此系其个人经验效方，效验准确。

232

癣病外用方（十一）

[主治] 癣。

[方药] 荔枝核一两　米醋二两

[用法] 将荔枝核研细，与米醋调搽。

[来源简介] 湖南省醴陵敖知白同志介绍。据其函称此方系其个人经验效方，效验准确。

癣病外用方（十二）

[主治] 各种顽癣，蚊、虫、蝎、蛇咬伤痛痒等皮肤病。

[方药] 蒲公英根（秋后及冬季由地下掘出最好）半斤，洗净切成小节

[用法] 兑适量清水一同入锅内煎熬，待水成红色后，过滤，将汁熬成膏状，少冷，装大口瓶内，并入少许酒精封好。用时以温水浸软皮肤上的痂壳，再用消毒刀将痂去掉，将药膏涂上数层（涂一层干了再涂），不需布包也不许洗掉，经过三四日再涂。药力透入皮肤内而痂壳脱落，如此，反复涂抹。

[来源简介] 甘肃玉门矿务局编译室张秀东同志介绍，据说其爱人脖子上多年恶癣，用此药二次即愈，永未犯。

癣病外用方（十三）

[主治] 牛皮癣与头癣。

[方药] 韭菜根一两，晒干研成粉末

[用法] 将韭菜根的粉末用香油调成糊状，涂患处，隔日换一次。

[来源简介] 平遥卫生院第三卫生所郝长年同志介绍。据称此一偏方系河南医生传来的，效果很好，连涂四五次即痊愈。

疥疮（三方）

疥疮外用方（一）

[主治] 各种疥疮、顽癣及一切皮肤作痒诸症。

〔方药〕白胡椒—两　麝香五分　小珍珠五分　硫黄—两　五倍子—两　花椒—两

〔用法〕研成细末，用适量的麻油或凡士林调和成膏。用此药涂擦患处，每日两次。

〔禁忌〕忌酒、辣椒。

〔来源简介〕北京复兴堂制药社卢越如同志介绍。据来信称此药由复兴堂出售，原名仙拈如意膏。

疥疮外用方（二）

〔主治〕干湿疥。

〔方药〕硫黄八两　山西干醋八两

〔用法〕将硫黄打碎加醋文火煎至将干时，候凉，研极细，过罗。以香油调匀，擦患处，用火烤或日晒。每日一次，轻病五分，重病一钱。

〔来源简介〕北京西四中毛家湾五号胡宗涛同志介绍。

疥疮外用方（三）

〔主治〕干湿疥疮。

〔方药〕雄黄　硫黄　白芷　轻粉各—钱

〔用法〕共研细末，过细罗，分成两包。用时先洗澡，洗后用四钱香油兑二钱药面，调匀，放在手心内在患处来回搓之，将皮肉微微搓出血来。连洗二次搓二次。

〔来源简介〕阳泉市桥北街劳改办事处刘雪峰同志介绍的家传秘方。

234

冻疮（八方）

冻疮外用方（一）

［主治］冻疮。

［方药］茄子秆二两

［用法］将茄子秆煮水，俟不太烫时，浸洗患处十分钟。

［来源简介］大丰中学许一鹗同志介绍。

冻疮外用方（二）

［主治］冻疮初起者，或红肿未溃，或已溃。

［方药］黄柏七钱　朴硝三钱

［用法］各研细末，用冷开水调搽，候干，三小时后，以热水洗去，每日用三次。

［来源简介］广东梅县卫生学校张智仁同志介绍。

冻疮外用方（三）

［主治］手足等处冻疮。

［方药］松香　黄蜡各一两　麻油八钱

［用法］三味熔化数沸，以瓷碗盛之，每次熔化少许，搽患处。

［来源简介］浙江上虞初级中学校魏熙厚同志介绍。

235

冻疮外用方（四）

［主治］冻疮。

［方药］马勃一两，研细末

［用法］未破的冻疮敷一分厚，外用棉花包裹，隔三日换一次。已破的用猪脂一两调匀，一日换药一次。

［来源简介］江苏江阴新民街张纯毅同志介绍。

冻疮外用方（五）

［主治］冻疮（溃烂者）。

［方药］黄柏五钱，研细末

［用法］将黄柏细末，酌量敷患处。

［来源简介］张家口市医联会胡东樵同志介绍。

冻疮外用方（六）

236

［主治］冻伤，亦可治火伤、烫伤。

［方药］香油十二两　黄蜡四两　血竭五钱　乳香三钱
黄连五钱　冰片二钱

［用法］先将香油熬开，入血竭末及乳香末熬片时，然后入黄蜡离火，候蜡熔化，将此膏倒入凉水中浸一二日，换水两三次，将膏拿出加入黄连末及冰片，和匀即成。用时敷患处，不必太厚，外敷油纸再缠以绷带。

［来源简介］沈阳市铁西联合中医院张桐外科主任介绍。

冻疮外用方（七）

［主治］冻疮（已溃烂者）。

［方药］蚬壳（或蚌壳）

［用法］煅研细末，香油调敷，如疮烂且湿则敷干粉，每日敷数次，数日愈。

［来源简介］广东梅县卫生学校张智仁同志介绍。

冻疮外用方（八）

［主治］冻疮。

［方药］西瓜皮

［用法］六月里取西瓜皮频擦手足，发热后停止，冬季即不生冻疮。如从前生过冻疮者，即用西瓜皮在原生冻疮处频频擦之。

［来源简介］广东梅县津坑邮站熊启明同志介绍，**237**
本方见"巳戌丹方"小册子内，据称隔年冻疮擦之不再犯。

痔疮（十四方）

痔疮内服方（一）

［主治］痔疮。

［方药］夏枯草十两　大连翘七两　金银花六两　甘草六两

［用法］共为细末，另用银花五两煎滚汤制小丸，

如绿豆大。每日早晚空腹以盐花汤送下，每次三钱。

　　[来源简介] 江苏常熟金村萧季良同志介绍。

痔疮内服方（二）

　　[主治] 痔疮。

　　[方药] 木耳（干的）一两

　　[用法] 用开水泡软，早晨空腹吃，吃后再吃早点。轻的一斤治好，重的二斤治好。

　　[来源简介] 吉林长岭县第五区二里界村三门刘家屯刘海兴同志介绍的秘方。

痔疮内服方（三）

　　[主治] 痔疮。

　　[方药] 金银花一两　甘草一两

238

　　[用法] 研末，水和制丸，如梧桐子大。每晚饭前服一次，温开水送下，每次二钱。

　　[来源简介] 江苏常熟金村萧季良同志介绍。

痔疮外用方（一）

　　[主治] 痔疮。

　　[方药] 陈大蒜梗七根　陈大蒜头三个

　　[用法] 用水二斤煮半小时，熏洗患部。

　　[来源简介] 江苏武进县夏溪镇刘伯勋同志介绍。

痔疮外用方（二）

　　[主治] 一般痔疮。

［方药］旱烟叶_{五钱，烧灰}

［用法］涂患部。

［来源简介］常文虎同志自苏联莫斯科中国宿舍寄来。

痔疮外用方（三）

［主治］外痔，脱肛。

［方药］蛤蟆草　松塔　枳壳　芒硝_{各五钱}

［用法］将药用水三大碗煮沸，用棉花或手巾蘸汁频洗患部。

［来源简介］北京市府右街达子营十八号朱复昌同志介绍。

痔疮外用方（四）

［主治］痔疮。

［方药］透骨草_{三钱}　独活_{三钱}　地风_{三钱}　蛤蟆草_{三钱}　川羌_{三钱}　红花_{三钱}　反打马_{三钱}　白鲜皮_{三钱}　蒿子_{三钱}

［用法］加食盐一钱，水煎，熏洗患处。

［来源简介］工业部郝新钱同志介绍。

痔疮外用方（五）

［主治］内痔。

［方药］莲蓬头_{四个}

［用法］加水煎半小时置瓷盆内，病人坐上熏之。

［来源简介］吴翰同志介绍。

239

痔疮外用方（六）

[主治] 痔疮。

[方药] 麝香—分　冰片五分　铅粉五分　银朱五分

[用法] 共研细末，搽痔疮上。

[来源简介] 黑龙江桦南人民委员会商业科李春芝同志介绍。据其函称此方治好很多人。

痔疮外用方（七）

[主治] 痔疮。

[方药] 五倍子八分　地骨皮八分　朴硝—两

[用法] 共同煎水，每晚熏洗，每付药可熏洗三次。

[来源简介] 河北易县中高区太平庄乡北贾庄村卢宪章同志介绍。

240

痔疮外用方（八）

[主治] 痔疮。

[方药] 地骨皮—两

[用法] 熬水熏洗患处，隔两三日一次，每次半至一小时（水冷再温热）。

[来源简介] 河南荥阳银行孙象周同志介绍。据其函称他自己患有六年之久的痔疮，动手术、吃药都无效，而用此方治好了。

痔疮外治方（九）

[主治] 内痔外痔。

　　［方药］麝香—分　熊胆—分　冰片—分　猬皮—分

　　［用法］共研细末。外痔：每日敷药末三次。内痔：将药棉缠在如火柴秆粗细的小棍上，用凉开水浸湿，蘸药末插入肛门内，随即将小棍抽出，任药棉留在肛门内。

　　［来源简介］东北冶金矿山建设公司抚顺市望花区第五工程公司刘隆翰同志介绍。据来信称，此系其家祖传秘方，不论外痔内痔，凡用此药，都能有效。

痔疮外用方（十）

　　［主治］痔疮。

　　［方药］牛蒡子叶二钱　苦参二钱　土茯苓二钱　皮硝二钱　蛤蟆草二钱　甘草（带皮）二钱

　　［用法］将以上六味煮沸，先熏后洗，每日一二次，重者可连熏两星期。

241

　　［来源简介］辽宁土产公司王维柱同志介绍。

痔疮外用方（十一）

　　［主治］外痔。

　　［方药］羊胆两个　枯矾半两　蜂蜜半两

　　［用法］共捣烂，敷患处。

　　［来源简介］辽宁省辽中县第七区卫生所郝敬之同志介绍。

附骨疽（一方）

附骨疽内服方

[主治] 附骨疽，兼治痈疽瘰疬、妇女奶疮等症。

[方药] 沉香五分　母丁香五分　乳香五分　雄黄五分　滴乳香五分　白芷一钱三分　琥珀五分　朱砂五分　人参五分　珍珠一分　麝香一分　没药五分　归尾一钱三分　牛黄一分

[用法] 碾成细末，和老米饭为丸，如薏米大。每服四十粒。

[来源简介] 北京铁路局北京材料厂张松年同志介绍，据来信说曾治愈腿部迎面疮患处发黑及瘰疬、妇女奶疮等症，确有效。

242

鹤膝风（一方）

鹤膝风外用方

[主治] 膝关节肿大。

[方药] 陈酒糟（绍兴酒糟，七年以上的最好）鲴鱼三四条　丁香二钱

[用法] 共捣如泥，敷关节部，每天调换一次（二十四小时一次，夜间调换较妥），以肿消为止。

[来源简介] 杭州武林门小河东村六号贾阿根同志

和杭州武林门外直街二十八号医疗站陈均一同志介绍。据其函称幼时自己患膝关节肿大（结核性），用此方治愈，后又治愈数人。

绣球风（二方）

绣球风外用方（一）

［主治］肾囊风（又名绣球风）肾囊发痒。

［方药］马钱子一钱, 烧灰存性　苍术一钱, 烧灰存性　冰片少许

［用法］共研细末，备用。用时先以开水将患处洗净，再用药棉蘸药搽患处，早晚各一次。

［来源简介］福建宁化县卫生工作者协会介绍。

绣球风外用方（二）

［主治］绣球风痛痒。

［方药］金果榄三钱　山萸肉三钱　生甘草三钱

［用法］煎汤熏洗。

［来源简介］葛卓人同志介绍。

白癜风（三方）

白癜风外用方（一）

［主治］白癜风。

243

［方药］雄黄一钱　密陀僧三钱　白附子二钱　冰片三分　苦黄瓜一条

［用法］将前四味，共研细末，再将苦黄瓜尾用刀切断，趁其液汁未干，蘸药面用力擦患处四五遍。如无苦黄瓜，普通黄瓜亦可。

［来源简介］北京宣外西草厂椅子圈三号张亦非同志介绍，据称擦四五遍有效。

白癜风外用方（二）

［主治］白癜风。

［方药］白芷二钱　雄黄二钱

［用法］共为细末，用白茄子蒂蘸药抹擦患处。

［来源简介］马泽人同志介绍。选自《江苏省中医秘方验方汇编第一集》（72页）。

244

白癜风内服外用方

［主治］白癜风。

［方药］红蓼花（红蓼花生于草田及河岸边，高梗大叶，端开粉红色花成串）二斤　鲜白茄子一个切开

［用法］将红蓼花熬汁去渣，加蜜收膏。每日早晚各服三钱，连服二料，同时外用白茄子擦白癜。

［来源简介］王海春同志介绍。选自《江苏省中医验方秘方汇编第一集》（71页），据称擦二至三个月后，皮肤则能正常，并能使癜不再滋蔓。

鹅掌风（一方）

鹅掌风外用方

[主治] 鹅掌风，手掌皮龟裂脱落。

[方药] 豨莶草六钱　苦参子六钱　生半夏六钱　生百部六钱　土槿皮六钱　花槟榔六钱　木鳖子六钱　黄柏六钱大枫子肉一两　斑蝥十四只

[用法] 共研细末，加米醋调和似稀粥状，盛在有盖的容器中。在夏天时，将患手完全浸入，一天需连续浸三四个小时（不浸时将盖盖好），浸后可用肥皂洗净，有四五天可愈。

[来源简介] 此方是上海茂名北路一九三号德心堂药店殷忠华同志介绍。据其函称其本人患鹅掌风十余年，用此药治愈。

245

大麻风（三方）

大麻风内服方（一）

[主治] 大麻风。

[方药] 苍耳草六斤，去根及须。于小暑节后至立秋节前采取此药，立秋后无效。

[用法] 将苍耳草切碎，放在铜锅内加水慢火熬，约六小时榨取汁去渣，再熬渐成膏状，约重九两为止。

熬时须将沫去净，否则易坏。每用二匙，于饭前半小时，开水冲服，每日三次。

[禁忌] 忌食猪、马、牛肉、鱼类、米饭，以及富于脂肪的东西，最好吃麦类杂粮。并要注意卫生，禁房事。

[来源简介] 广东梅县卫生学校张智仁同志介绍。又东北哈尔滨南岗外国语专科学校王振治同志亦介绍此方。

大麻风内服方（二）

[主治] 大麻风。

[方药] 白花蛇四两，去头尾，酒浸三日　白附子一两　牛膝一两　苦参一两　雷丸二两　赤芍四两　苍耳子四两　炙草七分　皂角一钱　川芎二两　雄黄五钱　灵仙二两　川乌一钱　枳壳一钱　当归一两，酒浸　僵蚕二两，酒浸　首乌二两，酒浸　荸荠二两，酒浸　独活二两，酒浸　防风二两，酒浸　蔓荆子二两，酒浸

[用法] 共研细末，水丸蜜丸均可，每晚服一次，每服三钱，白水或黄酒送下。

[禁忌] 忌生辣、荤腥、冷食。

[来源简介] 此方是天津南开二马路慎兴南里五号张清泉同志介绍。

大麻风外用方

[主治] 大麻风。

[方药] 苍耳子半斤

［用法］每天一两，用砂锅加水熬半小时，或采鲜苍耳草，连枝带叶，用水洗净，以木棒捣烂，用砂锅加水熬半小时，熏洗患部，破处亦能熏洗。熬水洗澡亦可，每天熏洗四五次。

［来源简介］天津南开二马路慎兴南里五号张清泉同志介绍。据其函称很有效，治好病人很多。

皮肤湿毒（三方）

皮肤湿毒内服方

［主治］皮肤红肿、起泡、流水（相当于神经性皮肤炎）。

［方药］芹菜半斤

［用法］连续每日当菜吃。

247

［来源简介］北京清河电力部技术改进局盛畅远同志介绍。据函称连续多吃芹菜，能迅速全部干燥脱皮，不痒而愈。

皮肤湿毒外用方（一）

［主治］皮肤湿毒。

［方药］蜂蜡四两　香油六两

［用法］用砂碗慢火将香油熬开，再下蜂蜡化开，俟凉透凝如膏即得。将膏抹患处，每日搽换。

［来源简介］哈尔滨医科大学第一附属医院周锡珊、姜中毅二位同志介绍的多年经验方。

皮肤湿毒外用方（二）

［主治］皮肤湿毒。

［方药］紫草茸一两　麻油三两

［用法］用香油将紫草茸浸透，置容器中，放沸水里面煮四小时，以新笔蘸油，涂敷患处。

湿疹（一方）

湿疹外用方

［主治］湿疹。

［方药］吴茱萸二两　硫黄二钱

［用法］共为细末，兑适量猪油，用疏松的干净布，包点棉花絮一小团，在微火上烤热，往患处轻轻涂擦。

［来源简介］鞍山市铁东区健康街130号孙侃同志介绍。据称依法涂擦，既解痒又愈病。

风疙瘩（一方）

风疙瘩外用方

［主治］风疙瘩（过敏性皮炎）。

［方药］铁锈一两　明矾一钱，捣碎

［用法］将铁锈泡清水里面，研细，使水发红褐色，再兑白矾，用药棉蘸此水搽患处。

[来源简介] 定海某部队卫生所姚士槐同志介绍。据称原方只一味铁锈，系当地居民介绍的，曾试用多例，较为满意后又加入明矾，疗效达到95％。

脚趾湿痒（三方）

脚趾湿痒外用方（一）

[主治] 脚趾湿痒。

[方药] 剪股秧（又名地股，河北昌平县山地上最多）

[用法] 用鲜剪股秧掐断流出的白浆，涂抹患处。

[来源简介] 洛阳空军干部学校张永升同志介绍。据其函称抹上此药，发凉很舒服，消肿、止痛、止痒、恢复正常，这是他自己亲身用过的。

249

脚趾湿痒外用方（二）

[主治] 脚趾痒烂。

[方药] 石膏三钱　明雄一钱　硼砂五分

[用法] 共研细末，先用硼砂泡水洗净患处，然后将药末撒布患处。

[来源简介] 宁乡县八区贺济同志介绍，据称虽年久者亦可月余而愈。

脚趾湿痒外用方（三）

[主治] 脚趾发痒。

［方药］枯矾—钱二分　黄丹—钱　轻粉—钱　生石膏六钱

［用法］共为细末，撒痒处。

［来源简介］山西省解虞县关家庄村小学教员王燮宸同志介绍。

手脚干裂（一方）

手脚干裂外用方

［主治］手脚皮肤干裂。

［方药］芝麻油—两　黄蜡—两　生地二钱

［用法］先将油烧开，次将生地放入油内，煎滚后，将生地渣取出，再将黄蜡放入同煎，至熔化为止，倾入容器，凝膏备用，涂抹裂口内。

［来源简介］中央美术学院夏子珍同志介绍。

250

脚鸡眼（三方）

脚鸡眼外用方（一）

［主治］脚鸡眼。

［方药］蜈蚣—条

［用法］文火焙干，研末，油调擦患处，经一夜，去药，患处变黑，再经一星期左右，即脱落。

［来源简介］北京宣外烂缦胡同 51 号张基同志介绍。

脚鸡眼外用方（二）

[主治] 脚鸡眼。

[方药] 苦参子（即鸦蛋子）一钱，去皮取仁用

[用法] 将苦参子仁研成细末，每次适量涂鸡眼上，三四天即消。

[来源简介] 福建省永安县饶仲谋同志介绍。选自《福建省中医验方》（125页）。

脚鸡眼外用方（三）

[主治] 脚鸡眼。

[方药] 紫皮蒜十薄片　艾绒揉成十小团

[用法] 把蒜切成薄片，另将艾叶揉成小团。

患者先把脚洗净，将蒜片放鸡眼上，把艾团放在蒜片上，用香头燃点，艾燃完再续，蒜片发干再换，经两三个小时，感到鸡眼不痛为止。如鸡眼见肿发白红色，肉刺已烧断。用镊子往外拔，如还痛可继续烧，拔净为止，休息三五日即愈，断根再不复发。

251

[来源简介] 内蒙平地泉行政区粮食局曹汉卿同志介绍。据函称他本人和其他患者，都用此法治好。

汗斑（一方）

汗斑外用方

[主治] 汗斑。

[方药] 黄瓜一段，去瓤　硼砂一钱，研末入黄瓜内

［用法］取汁搽有汗斑之处。

［来源简介］宁乡县二区陶成基同志介绍。

赘疣（三方）

赘疣外用方（一）

［主治］刺瘊子。

［方药］小白方瓜及小方瓜把

［用法］在瘊子上擦抹。

［来源简介］山东高密县中国专卖公司分公司张秀萍同志介绍。据其函称，她自己亲身使用过，她是每天下班后擦三五下，过四五天瘊子就变黑了，轮廓也缩小，又过十一二天就掉了。

赘疣外用方（二）

［主治］瘊子。

［方药］蜘蛛丝

［用法］用蜘蛛圆网以外的粗丝，在瘊子的底部围绕缠好，蜘蛛丝就越来越紧，血脉和瘊子就隔绝了，这样不超过一天时间，瘊子很快就掉了。

［来源简介］辽宁省新民第一初级中学江明同志介绍。据其函称，这种方法很有效。

赘疣外用方（三）

［主治］肉瘊。

[方药] 鲜桐子—两

[用法] 将成熟的鲜桐子削去其尖端，即有带粘性之浆汁外溢，用其浆汁，涂于瘊子表面，不必包扎，待其自干，即可。一周后视瘊子是否脱落，如未脱落，再照上法涂一次。

[来源简介] 四川巴县九区卫生所杨惠若同志介绍，据称此方治瘊子效果很好，多数一次治愈，很少用二次。

接骨（三方）

接骨内服方

[主治] 接骨，消肿止痛。

[方药] 苏木—两　麻黄五钱，烧灰　乳香三钱，去油
没药三钱，去油

253

[用法] 各研细末。治疗时先把折骨用手术对好，然后将苏木、麻黄用黄酒煎热去渣，冲入乳香、没药内，用碗将药合住少停片刻，温服出汗。

[来源简介] 洛阳市中和巷23号李渤峰同志介绍。

接骨外用方

[主治] 接骨。

[方药] 紫荆皮三钱　川加皮二钱　川续断二钱　骨碎补三钱　川牛膝二钱　川红花—钱五分　姜黄一钱五分

[用法] 共研细末，黄酒拌匀作成饼，先把折骨矫

正，再将药敷折骨处，用杉木皮盖上扎好，切勿移动，每日用黄酒把敷上的药淋湿，五六天后可以解开。

[来源简介] 福建省宁化县卫生工作者协会介绍。

接骨内服外用方

[主治] 骨折接骨。

[方药] 生螃蟹半斤

[用法] 捣烂，热黄酒冲服四两；余渣敷患处。约半日听"咯咯"有声即好。如用干螃蟹则烧灰，黄酒冲服，亦好（此方最好由正骨科医师施手术后施用）。

[来源简介] 北京万寿南路23号冯丕承同志介绍。

跌打损伤（二十二方）

跌打损伤内服方（一）

[主治] 创伤、跌伤、挫伤、骨折、腰疼、四肢疼。

[方药] 土鳖虫三钱　血竭末三钱

[用法] 共研细末，白酒送下，以上药分六次服。

[来源简介] 辽宁省兴城县元召子区双树乡卫生所姚槐庭同志介绍。据函称用此方收效甚多。

跌打损伤内服方（二）

[主治] 跌打损伤，骨折疼痛等症。

[方药] 麻黄一两，烧灰存性　头发一两，烧灰　乳香一两，去油

［用法］共为细末，每服三钱，温酒调服。

［来源简介］洛阳市中和巷 23 号李渤峰同志介绍。

跌打损伤内服方（三）

［主治］跌打损伤。

［方药］嫩丝瓜一具

［用法］将丝瓜去蒂，切二分许之薄片，用绳穿架晒干。再把丝瓜干放在铁锅内，用火烧，以铁杵翻动，俟燃烧半焦时，倒于铁板上。再用另一铁板压灭，研成细末，用罗筛之即成。每服一钱至一钱五分，用五加皮酒调和而服，服后须多饮黄酒。

［来源简介］此方系上海胡远腾同志介绍的。据云：凡跌打损伤，不能行动骨未折者，服本药一二次，即行消肿止痛。凡身上肌肉关节骨骼，一切疼痛，均可治愈。又称疮疡开刀后，服本药可以止痛生肌。

255

跌打损伤外用方（一）

［主治］接骨及跌打损伤。

［方药］当归七钱半　川芎五钱　骨碎补五钱　乳香二钱半，去油　没药二钱半，去油　木香一钱　川乌四钱半　古铜钱（醋煅七次）三个　松香一钱

［用法］共为细末。治疗时先把伤骨用手术对好，然后用此药末加香油一两五钱，调敷患处，筋骨渐渐可以接上。

［来源简介］洛阳市中和巷 23 号李渤峰同志介绍。

跌打损伤外用方（二）

［主治］轻症的跌打损伤。

［方药］川大黄五钱　枝子仁五钱　白扁豆三钱

［用法］共为细末，用米醋拌匀调敷伤处。

［来源简介］洛阳市中和巷 23 号李渤峰同志介绍。

跌打损伤外用方（三）

［主治］跌伤疼痛，雨天疼痛更甚。

［方药］生黄芪一两　乳香六钱　没药六钱　西当归一两　土鳖六钱　广皮六钱　酒芩六钱　川杜仲一两　海马二钱　续断一两　白蜡二钱　苡米一两

［用法］共研细末，炼蜜为丸，梧子大。每早吞服三十粒，开水送下。

［来源简介］湖南公路局衡阳专区养路总段李茗村同志介绍。

跌打损伤外用方（四）

［主治］跌打损伤。

［方药］薄荷一两　红花一两　没药五钱　泽兰一两　川乌四钱　乳香五钱　归尾一两　白芷五钱　香附一两　田三七五钱

［用法］共研细末，外敷伤处。

［来源简介］梧州市中医师公会会员吴瑞松公开的经验药方；据称其本人选用此方已五十余年。

跌打损伤外用方（五）

［主治］眼球打伤突出，但未破坏者。

［方药］鲜芙蓉花叶二两，洗净

［用法］先将眼球按正还原后，将鲜芙蓉花叶捣成泥敷眼上，外缠纱布一天一换。

［来源简介］四川省五通桥市曾栋荣同志介绍。选自《四川省中医秘方验方第一辑》（16 页）。

跌打损伤外用方（六）

［主治］跌打皮肉青肿。

［方药］生栀子四两　鸡蛋白二个　面粉一两

［用法］将栀子研末，加鸡蛋清、面粉调如糊状，厚敷患处，外用纱布裹扎，伤轻者敷一次即愈。

［来源简介］沈仲圭同志介绍，据称其本人曾因行路过急扭伤足踝，用上方敷于伤处，越宿即愈。此方流传于杭州民间，用者多效。

257

跌打损伤外用方（七）

［主治］伤科洗药。

［方药］川羌活六钱　红花六钱　没药六钱　血竭二钱

［用法］上四味药熬水洗伤处。

［来源简介］洛阳市中和巷 23 号李渤峰同志介绍。这是伤科洗药的方子，主治骨伤已对好，肿气不消者有效。

跌打损伤外用方（八）

［主治］红伤止血。

［方药］炉甘石　黄丹　陈石灰各等分

［用法］共搅拌一起研细末，临用时炒热敷伤处，凡流血不止者敷之立止。

［来源简介］北京宣武区烂缦胡同35号陈耀梅同志介绍。

跌打损伤外用方（九）

［主治］皮肤破口外伤。能止血，消肿，镇痛，生肌，结痂。

［方药］紫色茄子四两

［用法］将茄子去蒂，切成厚二分之薄片，用绳穿架晒干，再把茄干放在铁锅内，用火燃烧以铁杆翻动，俟烟将尽，倒于铁板上，再用另一铁板压灭成炭，研为细粉，用罗筛之即成。敷于皮肤外伤破口处，以盖没伤口为度。

［禁忌］忌水洗。

［来源简介］上海胡远腾同志介绍。

跌打损伤外用方（十）

［主治］创伤、溃疡。

［方药］干桉树叶二两

［用法］用干叶二两半加水三斤煎，以此药液灌洗和罨包患部。煎好的桉叶液放置七天即渐呈浑浊，效力

减退，所以应用新鲜的煎液。

[来源简介] 福建省漳浦县第十一区公所许添兴同志介绍。据其函称在四个月时间内，纯用此药治愈外伤57人，溃疡烂疮28人，在三天内即痊愈者占百分之五十。

跌打损伤外用方（十一）

[主治] 创伤溃疡。

[方药] 槐枝（中国槐）十尺　艾梗（鲜者佳）十尺
香油十两　松香一二两　黄蜡五两　银朱（漆店售中国货佳）一两

[用法] 用铜锅将香油熬开，放入槐枝、艾梗，焦后弃去，次入松香黄蜡，溶化即入银朱搅匀，冷却即成膏剂。在外科消毒原则下敷患处。

[来源简介] 西安铁路医院佟纯仁同志介绍。据其函称经该医院外科用此药膏治疗三百余人，皆有效。敷药伤口不痛，瘢痕小而不硬。

259

跌打损伤外用方（十二）

[主治] 各种破伤、刀伤流血，敷上立能止血。

[方药] 血竭五钱　没药五钱　白芷五钱　栝楼根五钱
熟石灰五钱　煅石膏五钱　白及五钱　三七五钱

[用法] 共研极细末，装瓶备用。根据伤口大小敷上药，包好。

[来源简介] 甘肃玉门矿务局编译室张秀东同志介绍。据函称此药经数次试验很有效。

跌打损伤外用方（十三）

[主治] 创伤皮肤出血。

[方药] 马勃适量

[用法] 将马勃在纱布上摩擦，下置一盘，承取粉末。用时，将马勃粉末敷伤处。

[来源简介] 辽宁省锦西县第九区高把屯村六组六十号石景安同志介绍。据其函称此方能使血液凝结，而且立即干燥。

跌打损伤外用方（十四）

[主治] 治擦伤流水症（此方可生肌收口）。

[方药] 蚌壳二两　鸡蛋壳二两

[用法] 煅灰研细末，菜油拌涂创口上。

[来源简介] 湖北郧县城关第二小学卜尚儒同志介绍。

跌打损伤外用方（十五）

[主治] 创伤、伤口出血。

[方药] 莲蕊须二两

[用法] 夏月采莲蕊须阴干研细末，敷伤口上其血立止。

[来源简介] 宁乡县六区胡健杰同志介绍。

跌打损伤外用方（十六）

[主治] 皮肉割裂、切破、射击伤。能止血结痂，

消肿止痛，生肌长肉，未破皮的青肿伤，亦能使它消肿止痛。

[方药] 麻饼（即芝麻榨油后，所留下的粕饼）

[用法] 研成细末，将麻饼末裹于草纸内，卷成纸卷，燃烧一端，吹灭，令烟熏患处，每次用三钱。

[来源简介] 上海胡远腾同志介绍。

跌打损伤外用方（十七）

[主治] 创伤出血，兼治耳痛，耳脓，沿耳烂，筋骨痛。

[方药] 松香一斤　滑石四两

[用法] 共研细面，过细绢罗，瓶贮（粉剂）。

将制好的药粉用净熟猪油一斤四两于冷却时调匀（膏剂）。

如治创伤出血，即以粉剂敷伤处，能止血，止痛，防腐，生肌。如治耳痛脓烂，筋骨疼等，即用膏剂涂痛处，若有疮口，则涂在周围。

261

[来源简介] 湖南醴陵敖知白同志介绍。据函称此系其个人经验效方，效验准确。

跌打损伤外用内服方

[主治] 跌打损伤。

[方药] 龙骨一钱，煅　天冬一钱　菟丝饼一钱　续断一钱　田三七一钱　乳香一钱半，去油　没药一钱半，去油　虎骨一钱，煅　麝香一钱半　冰片一钱半　蚯蚓三条，焙黄　土鳖五个，焙黄

［用法］共为极细末，分作十份。此七份用鸡蛋清调敷患处，余三份用黄酒温热冲服。

［来源简介］洛阳市中和巷23号李渤峰同志介绍。

跌打损伤内服外用方

［主治］跌打损伤刀伤。

［方药］天麻一两　羌活一两　防风一两　白芷一两　生南星一两　白附子十二两　广三七一两

［用法］共研细末。（1）凡被跌打损伤而致患部瘀黑肿痛者，内服二分，黄酒冲调服。（2）凡被刀伤流血者，外敷伤处即愈。（3）跌打重伤者，内服四分，用酒调服，并用酒调药外敷患处。

［来源简介］梧州市中医师公会会员陈延秋同志介绍经验方。

262

꧁ 烫火伤（十三方）꧂

烫火伤外用方（一）

［主治］烫伤、灼伤。

［方药］活蚯蚓十条　白糖二两

［用法］把蚯蚓洗净，拌糖，将溶化的糖水，擦患处。

［来源简介］江西大庾西山钨矿计划科李煜同志介绍。据称他的爱人亲身用过，擦此药即时止痛，泡自然消失，伤处的皮也不脱，三四日即愈。

烫火伤外用方（二）

[主治] 烫伤火伤。

[方药] 茜草根五钱

[用法] 切碎用熟猪油煎，以鸭毛蘸油搽患处。

[来源简介] 宁乡县八区张介夫同志介绍。

烫火伤外用方（三）

[主治] 烫伤火伤。

[方药] 蜂蜜　真麻油　糯米

[用法] 凡汤泡火伤，急用蜂蜜调热水饮之（伤重者灌之），以免火毒攻心。如一时不及购蜂蜜，即用白糖加热水饮之。一面用真麻油遍涂伤处，再用糯米淘水，去米取泔汁，加真麻油一茶杯，多加更妙，用筷子顺搅千下，可以挑起成丝，即以新毛笔蘸油搽患处。

263

[来源简介] 梅县津坑邮站熊启明同志介绍。据称此方能立刻止痛，愈后并无疤痕。

烫火伤外用方（四）

[主治] 烫伤。

[方药] 寒水石二钱　　龙骨二钱　　儿茶一钱半　　冰片一钱

[用法] 共研细末，用香油调涂患处。

[来源简介] 北京南池子小苏州胡同十四号张艺泉同志介绍。

烫火伤外用方（五）

［主治］烫伤火伤。

［方药］秋葵花（黄蜀葵）

［用法］花开过将落时，取其花朵（蒂与子房不用），浸入香麻油或菜子油中，封藏之听其腐烂，隔年后即可应用，愈陈愈妙。将油涂患处，并用白蜜调温水服之。

［来源简介］杨平同志介绍经验良方。

烫火伤外用方（六）

［主治］火烫伤及沸水烫伤。

［方药］川黄连五钱　蜂蜡五钱　纯芝麻油一斤

［用法］先将麻油用锅以火温沸，再将黄连放入油内，炸成炭，取出，滤清油，趁温，将蜂蜡放入搅匀，凉透即成。涂患处（伤及筋骨者无效）。

264

［来源简介］沈阳市北市区西教厂农工胡同三十号郝兴元同志介绍，据来信称凡水火烫伤，虽已肿烂亦效。

烫火伤外用方（七）

［主治］烫伤、火伤。

［方药］大黄五钱　黄连五钱　地榆五钱

［用法］共研细末，麻油调敷。

［来源简介］宁乡县二区杨白清同志介绍。

烫火伤外用方（八）

[主治] 水烫，火烧。

[方药] 龙骨煅，五钱　儿茶四钱　冰片五钱　石膏煅，三钱　炉甘石煅，三钱

[用法] 共为细末，香油调敷。

[来源简介] 旅大市甘井子区新甘井子四一九号申惟鹏同志介绍。

烫火伤外用方（九）

[主治] 火烫伤。

[方药] 寒水石二钱　地榆三钱　刘寄奴三钱　青黛一钱　冰片三分　大黄五钱

[用法] 共研末，麻油调搽。

[来源简介] 葛卓人同志介绍。

265

烫火伤外用方（十）

[主治] 烫火伤。

[方药] 全当归三钱　川芎三钱　紫草三钱　生地三钱　川黄连三钱　白芷二钱　芝麻油半斤　蜂蜡三两（依天时冷暖增减，以适合膏的软硬）

[用法] 先把油熬滚再入其它药，炸焦滤清油，去渣，加入蜂蜡则成，放凉听用。用时涂伤处，一日一换。

[来源简介] 邯郸市运输校部苏蓝海同志介绍。

烫火伤外用方（十一）

[主治]清火解毒，止痛消肿，活血化瘀，排脓生新。适用于烫火伤、打仆伤、丹毒、湿疹、天泡疮、黄水疮等及一般的皮肤病。

[方药]当归片一两　紫草二钱　锦纹大黄研粉，二两四钱　麻油一斤　黄蜡六两

[用法]将当归和紫草浸麻油内，约七日后，入铜锅中，炭火煎熬，视药呈黄褐色，油面发现烟云状，离火滤净，去渣，再入锅内，入黄蜡慢火熬融，贮瓷钵中。凝固后与大黄粉拌匀敷患处。

[来源简介]杭州市中医门诊部潘午印同志介绍的家传秘方，据称效果很好。

烫伤外用方（十二）

[主治]开水烫伤。

[方药]公鸡骨头一具

[用法]将鸡骨头烧灰研细面，香油调涂。

[来源简介]辽宁省辽中县第七区卫生所郝敬之同志介绍。

烫火伤外用方（十三）

[主治]火药伤及炸伤。

[方药]南瓜瓜纽十个

[用法]捣烂满敷伤处。

[来源简介]辽宁安东县第一区龙泉山利源堂蒋志

海同志介绍。

破伤风（二方）

破伤风内服方（一）

[主治] 破伤风。

[方药] 蝉衣五钱

[用法] 研末，以黄酒一杯同煎，内服。

[来源简介] 上海汕头路 82 号陆清洁同志介绍。

破伤风内服方（二）

[主治] 破伤风。

[方药] 雄鸡屎白三钱

[用法] 炕干研末，烧酒冲服。

267

[来源简介] 此方为山西省解县第一区底张村任化天同志寄来的，据称此方为一老军医传给他的，效验很好。

疯狗咬（四方）

疯狗咬内服方（一）

[主治] 狂犬病。

[方药] 地榆半斤

[用法] 用砂锅一个，盛水一瓢半，熬四十分

钟，每隔三小时服一次，每次半汤碗或一汤碗，当茶喝。小孩酌减。服药两三日后，用生黄豆六七粒，让病者咀嚼（不吞食），如觉有黄豆腥味，是毒已尽，即停药。如觉生黄豆有甜味，为余毒未尽，加服一剂。

［来源简介］广东兴宁第一中学教师罗文虎同志介绍。据函称此方秘藏已久，有彻底扫清病毒的效力，即使疯狂已发牙关紧闭，只要设法将药灌下，也能彻底救治。

疯狗咬内服方（二）

［主治］癫狗咬伤。

［方药］生大黄三钱　桃仁（去皮尖）七粒　地鳖虫（炒去足）七只

［用法］三味共研细末，黄酒煎加蜜糖少许，空心连渣服下，如不饮酒的人，可用水煎。

［来源简介］福建省宁化县卫生工作者协会介绍。

疯狗咬内服方（三）

［主治］疯狗咬（即狂犬病）。

［方药］青风藤八钱　仙人头（即成熟的萝卜，开花结子后，除去茎叶，将原埋的整个萝卜取出即仙人头）五钱　神曲三钱　陈谷子三钱

［用法］用黄酒两碗煎剩一碗，去渣，再加蜂蜜二两煎开，饮之出汗。

［禁忌］辣椒发物。

[来源简介] 辽宁省庄河县中西医学术研究委员会介绍该县王森中医师临床多年的经验方。

疯狗咬内服外用方

[主治] 疯狗咬（即狂犬病）。

[方药] 青风藤八钱　金银花一两　马鞭草五钱　甘草三钱　荆芥三钱　防风三钱

[用法] 水三碗，煎剩一碗半，先倒出半碗洗咬伤处，然后服下一碗，另将药渣敷患处。注意：服药后，以生黄豆令患者嚼之，有甜味者即知有毒，再服此方一剂，可加生地榆一两煎服，待嚼豆恶心为止。如治愈后复发者，可再服本方，亦加生地榆一两。

[禁忌] 忌辣椒发物。

[来源简介] 辽宁省庄河县中西医学术研究委员会介绍该县王森中医师临床多年的经验方。

269

蛇虫咬伤（八方）

蛇虫咬伤内服方（一）

[主治] 毒蛇咬。

[方药] 细辛一钱　白芷一钱　雄黄一钱　射干五分

[用法] 共研细末，调烧酒服，每服一钱。

[来源简介] 福州市中医学会送来该会会员蓝云章同志祖传方。

蛇虫咬伤内服方（二）

［主治］毒蛇咬伤。

［方药］八角莲根五钱

［用法］用八角莲根磨第二次的淘米水，温服。

［来源简介］福州市中医学会送来该会会员蓝云章同志的祖传方。

蛇虫咬伤外用内服方（三）

［主治］毒蛇咬伤。

［方药］青木香一两　米泔水适量

［用法］将青木香磨汁搽伤口周围；另磨取米泔水内服，可解其毒。

［来源简介］福建省宁化县卫生工作者协会介绍。

270

蛇虫咬伤内服方（四）

［主治］蛇犬伤人。

［方药］香白芷五钱

［用法］研末黄酒调服。如不能饮酒，可用凉开水调服。另用温开水或甘草汤洗净伤口，再以白芷末加胆矾、麝香少许掺之。自有毒水从创口流出，毒尽即愈。

［来源简介］梅县津坑邮站熊启明同志介绍。

蛇虫咬伤内服方（五）

［主治］虫螫及无名肿毒。

［方药］白凤仙花茎根叶一两

　　〔用法〕将白凤仙花连茎、根、叶捣烂取汁饮之，如能饮酒者，用温酒和药汁服。并将其渣敷患处甚效。唯须先用甘草汤洗净，然后敷之（如无白凤仙花，用红凤仙花亦可，但药力较薄）。

　　〔来源简介〕梅县津坑邮站熊启明同志介绍。据称本方见于"己戌丹方"小册子内根据来信情形，本方是有一些效果的。

蛇虫咬伤外用方（一）

　　〔主治〕毒蛇咬伤。

　　〔方药〕锅底灰一钱　臭虫一钱　人乳十滴

　　〔用法〕先将蛇咬伤口用手挤去毒素，再将锅底灰和臭虫放入酒杯内，兑入人乳共捣烂，敷于伤处。

　　〔来源简介〕苏北扬州专区血吸虫防治站朱足三同志介绍，据称：敷后一二小时即止痛逐渐消肿。此方在高邮乡间通行惯用，疗效很高。

271

蛇虫咬伤外用方（二）

　　〔主治〕虫蛇咬伤。

　　〔方药〕蚯蚓吐出之泥土适量

　　〔用法〕将蚯蚓吐出之泡沫和泥土，一同涂于被咬伤和肿胀处。

　　〔来源简介〕齐齐哈尔市铁路中心医院刘文生同志介绍。据称此方治虫蛇咬有效，能消肿止痛，及防止毒素蔓延。

蛇虫咬伤内服外用方

[主治] 毒蛇及疯狗咬伤、疮毒等症。

[方药] 麝香一钱　西牛黄二分　冰片一钱　腰雄黄五分　制甘石五分

[用法] 共研细末，细绢过筛，分装三十支小玻璃瓶。蜡封口。储不漏气金属罐内。用药粉半米粒许，以银针蘸水粘药点入两大眼角，点后闭目静坐，每日点三次，最少须点完半瓶。如蛇咬毒剧，口角流涎，气喘晕眩昏厥者，应同时内服此药一瓶的四分之一，危急者开水送服半瓶。不愈再服。如清醒后尚感身体不适，可每日服药如绿豆大，服至爽畅为止。

[来源简介] 上海延庆路一三四号孔绥薇同志介绍。

三、妇　　科

月经不调（六方）

月经不调内服方（一）

［主治］月经不调。

［方药］紫丹参六两

［用法］每日三钱水煎服，行经时停服十天，再续服。

［来源简介］合肥市王润生同志介绍。选自《安徽省中医座谈会交流单方汇编》（42 页）。

月经不调内服方（二）

［主治］月经不调。

［方药］棉花籽半斤

［用法］将棉花籽炒焦研末，分为十四包，每早晚各服一包，用开水少加红糖送服。

［来源简介］陕西省临潼曹泉澄同志介绍。选自《陕西省中医代表大会交流验方汇编》（106 页）。

月经不调内服方（三）

［主治］月经前期。

［方药］干芹菜一两

［用法］用水二杯，煎成一杯，温服。常服之最效。

［来源简介］黑龙江省龙江县中医院介绍。选自《黑龙江省中医秘方验方第一辑》（46页）。

月经不调内服方（四）

［主治］妇女倒经（在经期衄血、吐血）。

［方药］韭菜一两，捣汁 童便一盅

［用法］将韭菜汁兑童便服。

［来源简介］湖南省文史研究馆舒国华同志介绍。据称此方系其父西泉先生留传的经验方。

月经不调内服方（五）

［主治］月经闭止。

［方药］柏子仁三钱 猪肝六两

［用法］将猪肝切口装入柏子仁，蒸熟，当菜吃。

［来源简介］福建晋江专区中医进修班介绍。选自《福建省中医验方》（90页）。

月经不调内服方（六）

［主治］月经淋漓。

［方药］艾叶一钱五分，醋炒 鸡子黄二枚

［用法］将艾叶用二茶杯水煎取药汁一杯，然后把鸡子黄搅匀和入药汁内，饭前温服。

［来源简介］福建浦城县余廷英同志介绍。选自《福建省中医验方》（90页）。

血崩（七方）

血崩内服方（一）

［主治］妇女血崩。

［方药］真血竭一钱　百草霜（可用古墨代）一钱

［用法］共研细末，用温水一次冲服。

［来源简介］北京万寿南路冯丕承同志介绍。

血崩内服方（二）

［主治］血崩。

［方药］地榆炭一两　柏叶炭五钱

［用法］水煎，温服。

［来源简介］山东文登专区毕万玉同志介绍。选自《山东省中医经验良方汇编第一辑》（308 页）。

275

血崩内服方（三）

［主治］血崩。

［方药］艾叶六钱

［用法］烧灰，研细，用小米稀汤一碗热冲，一次服完。

［来源简介］山东临沂县城关镇张维馨同志介绍。选自《山东省中医经验良方汇编第一辑》（308 页）。

血崩内服方（四）

［主治］血崩。

［方药］破故纸一两　韭菜子一两

［用法］用水煎，趁温加红糖一两，作一次服。

［来源简介］山东菏泽专区第二人民医院介绍。

血崩内服方（五）

［主治］血崩。

［方药］荆芥穗炭五钱　棉花籽五钱，炒

［用法］共研细末，分三次开水冲服。

［来源简介］山西沁水郭季章同志介绍。选自《山西省中医验方秘方汇集》第一辑。

血崩内服方（六）

［主治］血崩。

［方药］（1）血见愁　汗三七各一钱，共研细末

（2）党参五钱　白术四钱　桂圆肉三钱　茯苓三钱　荆芥炭三钱　元胡炒三钱　西当归一两　生地三钱　盐黄柏二钱　泽泻三钱　炙草二钱

［用法］先煎第二方十一味药，用水三碗煎成一碗，送服第一方的药末。

［来源简介］辽宁省复县复州镇北街联合诊疗所张会仁同志和他父亲张云洲老先生共同介绍的多年经验方。

血崩内服方（七）

[主治] 血崩。

[方药] 活鲤鱼一斤重一条

[用法] 黄酒煮熟吃下，另将鱼刺焙干研细末，每早用黄酒送服。

[来源简介] 辽宁省辽中县第七区卫生所郝敬之同志介绍。

白带（六方）

白带内服方（一）

[主治] 白带。

[方药] 冬瓜子一两　冰糖一两

277

[用法] 将冬瓜子研末，加冰糖，以开水炖服，每日服二次。

[来源简介] 安徽盱眙县吕长泰同志介绍。选自《安徽省中医座谈会交流单方汇编》（49页）。

白带内服方（二）

[主治] 白带。

[方药] 香椿根一两

[用法] 用米泔水一大碗煎，空腹服。

[来源简介] 福建莆田县苏明灿同志介绍。选自《福建省中医验方》（88页）。

白带内服方（三）

[主治] 白带（因身体衰弱而得的白带病）。

[方药] 白鸡冠花五钱　椿根白皮四钱　银杏（即白果去皮）十五粒　雄鸡一只约二三斤重者

[用法] 将雄鸡一只去头足内脏，将以上三药纳入，用酒水各半炖烂当菜吃。

[来源简介] 福建省东山县吴兆国同志介绍。选自《福建省中医验方》（89 页）。

白带内服方（四）

[主治] 白带。

[方药] 初生鸡蛋一个　白果二个

[用法] 将鸡蛋开一小孔，纳入白果，用纸粘封，蒸熟吃。连吃数次可愈。

[来源简介] 福建光泽县李陶如同志介绍。选自《福建省中医验方》（88 页）。

白带内服方（五）

[主治] 白带。

[方药] 金樱子五钱　白果三钱　白鸡冠花四钱

[用法] 水煎一茶杯温服。

[来源简介] 安徽省太平县汤占初同志介绍。选自《安徽省中医座谈会交流单方汇编》（48 页）。

278

白带内服方（六）

［主治］白带。

［方药］鱼膘胶二钱　猪前蹄子一只

［用法］将以上二味装砂锅内，兑清水四大碗，文火炖烂吃。

［来源简介］四川省铜梁卫生协会介绍。选自《四川省中医秘方验方第一辑》（77页）。

妊娠恶阻（一方）

妊娠恶阻内服方

［主治］妊娠恶阻。

［方药］白豆蔻一钱　乌枣三枚　竹茹三钱　鲜姜一钱，捣取汁

279

［用法］将前三味煎取一茶杯，过滤，冲姜汁服。

［来源简介］福建省漳浦县卫生工作者协会介绍。选自《福建省中医验方》（91页）。

产后病（四方）

产后病内服方（一）

［主治］产后腹痛。

［方药］血竭一钱　没药三钱

［用法］共研细末，用黄酒冲服。

［来源简介］厦门市徐亮钦同志介绍。选自《福建省中医验方》（94 页）。

产后病内服方（二）

［主治］产后感冒、恶寒、战栗、发热。

［方药］荆芥末三钱　豆淋酒（用黑豆一两炒熟趁热浸入黄酒六两内，待凉去豆用酒，名豆淋酒）二两

［用法］以豆淋酒送服荆芥末。

［来源简介］四川五通桥市谭左君同志介绍。选自《四川省中医验方秘方第一辑》（73 页）。

产后病内服方（三）

［主治］产后风，牙关紧闭，两眼流泪，胡言乱语，危在片刻。

280

［方药］蛇退五分

［用法］用烧酒一盅，燃着，把蛇退烧成炭，再用热黄酒四两用蛇退炭调和一起饮下。

［来源简介］河北省石家庄南小街 66 号雷国庆同志介绍。据其函称此方祖传数世，服下发汗，顿时舒适神爽。

产后病外用方（四）

［主治］产后血晕。

［方药］韭菜二两

［用法］捣烂用黄酒半斤煮滚，装酒壶或茶壶内，

将壶口对患者鼻孔，使气吸入，即可苏醒。

[来源简介] 福建南平县陈涤熙同志介绍。选自《福建省中医验方》（94 页）。

催乳（二方）

催乳内服方（一）

[主治] 催乳。

[方药] 知母　贝母　花粉　乳香　半夏　白及　山甲各一钱　皂刺一个　银花一钱　百部二钱　黑芝麻五钱

[用法] 水煎去渣后，兑入黄酒一两作一次服。

[来源简介] 西安市传染病医院梁俊琪同志介绍，据来信称系其父梁老先生的经验方。

催乳内服方（二）

[主治] 催乳。

[方药] 莴苣子四钱

[用法] 将莴苣子煎汤随意服。

[来源简介] 镇江市郊区卫生所吴国森同志介绍。

281

四、儿　科

麻疹（四方）

麻疹内服方（一）

［主治］预防麻疹。

［方药］绿豆—钱半　黑豆—钱半　赤小豆—钱半　苇根—钱半　茅根—钱半　冰糖半两

［用法］水煎，以豆子煮熟为标准，去渣作一次服。

［来源简介］山东菏泽专区第二人民医院介绍。据其函称效果良好。

282

麻疹内服方（二）

［主治］预防麻疹。

［方药］紫草根汁三两

［用法］将紫草根放砂锅内加水十二两久煎使成浓汁，分别装成十小瓶。每小瓶约含紫草根三钱的成分。六个月至一岁服一小瓶，二岁至三岁服两小瓶，四岁至六岁服三小瓶，七岁至十五岁服四小瓶。每小瓶分作二次服，一天服完。隔一天服一剂，共服三剂。

［来源简介］此方是安徽卫生防疫站张新吾同志介绍，据该防疫站函称经他们两个麻疹防治小组试验观

察，效果很好。

麻疹内服方（三）

［主治］防治麻疹。

［方药］老丝瓜络五钱

［用法］炒黑研成极细末，分作四次，温开水加糖送服。

［来源简介］湖南常德朱必新同志介绍。据函称近在麻疹防治工作中常试用此方，对于防治麻疹有效。

麻疹外用方

［主治］暑期麻疹高热不退。

［方药］浮萍一两（生长在流水处者）

［用法］开水泡过，敷脐上二小时。如热未退，另换新的再敷。但非暑天不可用。

［来源简介］宁乡县八区中医代表介绍。

283

风疹（一方）

风疹外用方

［主治］风疹。

［方药］紫背浮萍四两

［用法］将浮萍洗净，多加水煎汤，去渣，乘温洗浴。

［来源简介］宁乡县一区谭子琼同志介绍。

小儿咳嗽（二方）

小儿咳嗽外用方（一）

［主治］小儿咳嗽。

［方药］生明矾一两

［用法］研细末，用米醋调成糊，贴足心。

［来源简介］选自《安徽省中医座谈会交流单方汇编》（56 页），系石埭县卫生协会介绍出来的方子。

小儿咳嗽外用方（二）

［主治］肺风痰喘。

［方药］巴豆（剖开炒去油）一粒　麝香三至五厘

［用法］纱布包住巴豆用木棒捣烂如泥沙，去纱布入麝香拌匀。一半药用膏药贴在小儿头囟；一半药用新纱布包好，塞在一个鼻孔内（注意不要深入以便拿出）。

［来源简介］浙江德清新市西庙乔俞梦江同志介绍。据其函称此方是浙江德清勾里乡枣树下祖传良方，很是灵验。

284

顿咳（六方）

顿咳内服方（一）

［主治］小儿顿咳，俗名小儿鹭鸶咳（即百日咳）。

［方药］杏仁—钱　胡桃仁（即核桃仁）—钱

［用法］捣碎嚼服，用生姜二片煎汤送下。

［来源简介］宁乡县四区童日新同志介绍。

顿咳内服方（二）

［主治］小儿顿咳，俗名鹭鸶咳（百日咳）。

［方药］百部洗净切碎，一斤　白前洗净切碎，一斤　蜂蜜二斤

［用法］将百部、白前放在大砂锅内，加水八斤，煎熬一小时半，去渣，再与蜂蜜合熬，熬至四斤，装瓶备用。每日早、午、晚温服三次。二个月以上至一岁以下，每次服一钱八分至三钱，一岁至二岁，每次服六钱，二岁至四岁每次九钱，四岁至六岁每次一两二钱，六岁至八岁每次一两半，八岁至成年，与六岁至八岁同。但可按患者身体强弱及病情轻重情况，适当加减。

285

［禁忌］切忌冷服。

［来源简介］商丘县卫生院杨世恂同志介绍。据其函称试用结果良好，疗程多者十日，少者三五日，治疗四十个病例，治愈三十五人，疗效准确，患者服药后，无任何不良反应和副作用。

顿咳内服方（三）

［主治］小儿顿咳，俗名小儿鹭鸶咳（即百日咳）。

［方药］百部—斤，洗净

［用法］水三斤将百部熬取浓汁半斤，布滤去渣，

加白糖或红糖半斤，再稍熬溶搅匀，倾入容器内。每日服三次，每次约一茶匙（可依年龄酌量增减）。

[来源简介] 宁乡县中医代表多人介绍。据其函称轻者五六日愈，重者八九日愈。

顿咳内服方（四）

[主治] 小儿顿咳，俗名鹭鸶咳（百日咳）。

[方药] 胡桃（即核桃）

[用法] 剥食胡桃仁，每日早晚各嚼服胡桃仁，每次三个。

[来源简介] 北京西直门里南小街十六号姜朴亭同志介绍。据函称其自己的三个孩子患百日咳，用此方治愈。

顿咳内服方（五）

[主治] 顿咳（百日咳）。

[方药] 白及末三钱　冰糖二钱

[用法] 用水半碗同蒸，分三次服。

[来源简介] 武昌璐珈山新村湾垱81号朱建藩同志介绍。据其函称很有效，屡试屡验。

顿咳内服方（六）

[主治] 小儿顿咳，俗名鹭鸶咳（百日咳）。

[方药] 沙参四钱　百部一钱五分　枇杷叶三钱

[用法] 水煎服，每日一剂，连服三剂至五剂，每剂加冰糖一两。

286

[禁忌] 生、冷、粘米及刺激性食物。

[来源简介] 湖北省蕲春县人民政府卫生院圻州镇中医门诊部黄问伯同志经验方。

小儿疳积（一方）

小儿疳积外用方

[主治] 小儿疳积（俗呼大肚子痞）。

[方药] 巴豆一个，去皮　甜瓜子七个，去皮　银朱一钱

[用法] 捣烂成饼，贴小儿印堂中（在两眉当中），轻者贴半小时，重者一小时，将饼揭下，其疳慢慢自化。

[来源简介] 哈尔滨医科大学第一附属医院周锡珊、姜中毅二位同志介绍的多年经验方。

287

牙疳（五方）

牙疳外用方（一）

[主治] 小儿走马牙疳。

[方药] 雄黄一钱　秋石一钱　硼砂一钱　绿矾一钱
冰片一分　红枣肉数枚

[用法] 先将雄黄放枣肉内，外面再裹以冷饭，置火中煨至饭团焦黑为度，将雄黄取出，然后同秋石、硼砂、绿矾、冰片等共研细末。用时先以开水浸薄

荷，将患儿口腔洗净，用消毒纱布蘸药末涂敷牙龈腐烂处。

[来源简介] 湖南祁阳卫生工作者协会谢雯同志介绍。据其函称系其三代祖传秘方。

牙疳外用方（二）

[主治] 走马牙疳。

[方药] 真明雄二钱五分　青黛一钱五分　僵蚕一钱五分　冰片二分　硼砂一钱八分　苏薄荷一钱五分

[用法] 共研极细末，敷患处。

[来源简介] 江苏六合葛塘人民银行宋振华同志介绍。据其函称此方是当地丁解村一位老太太的秘方，一经她看，两三天即好。他的小儿患此病，亦是此方治好。

288

牙疳外用方（三）

[主治] 走马牙疳。

[方药] 青黛一钱　石膏三分　黄柏三分　人中白三分　冰片二分

[用法] 将以上五药共研细末，吹敷牙疳处。

[来源简介] 江苏射阳卫生院王步洲同志介绍。

牙疳外用方（四）

[主治] 麻疹后牙疳（走马牙疳类似症）。

[方药] 苦参二两　僵蚕八钱

[用法] 共研细末，装瓶密贮候用。用时卷一细纸

筒，一端铲上药末，一端由旁人用口吹，将药吹在患处及齿缝。每日三次，至愈为止。

　　［来源简介］此为朱玉堂麻疹定论方。湖南常德河洑镇居民周三的孙女，年五岁，麻疹后牙齿开始崩溃，据此药兼服银翘解毒散，只五天痊愈。

牙疳外用方（五）

　　［主治］小儿牙疳口疮肿疼。

　　［方药］大黄一钱　青黛五分　炙甘草五分　枯芩五分
白矾二分　人中白二分

　　［用法］共研细末，敷患处。

　　［来源简介］哈尔滨医科大学第一附属医院周锡珊、姜中毅二位同志介绍的多年经验方。

鹅口疮（一方）

289

鹅口疮外用方

　　［主治］鹅口疮。

　　［方药］新鲜桑树粗枝一根　明矾一块

　　［用法］把桑木棒的一头上，挖一个槽，将明矾放在里面，在火上煅成枯矾，研细末，撒敷在患处。

　　［来源简介］铜山县第十六区东贺村联合诊所石成金同志介绍。

小儿雀目（二方）

小儿雀目内服方（一）

［主治］小儿雀目（小儿晚上不能见物又叫雀盲眼）。

［方药］夜明砂六钱　石决明三钱　猪肝四两

［用法］将前二味研末，用猪肝四两以米泔水一同煎服。

［来源简介］福建省宁化县卫生工作者协会介绍。

小儿雀目内服方（二）

［主治］小儿雀盲，晚间不能见物。

［方药］猪肝煮韭菜

［用法］食猪肝，不加盐。

［来源简介］葛卓人同志介绍。据其函称试过多人均效（但宜久服）。

小儿天泡疮（二方）

小儿天泡疮外用方（一）

［主治］小儿天泡疮。

［方药］黄连粉末一两　梅片五分　轻粉三分

［用法］研细，用麻油调敷。

290

[来源简介] 宁乡县五区邓少涛同志介绍。

小儿天泡疮外用方（二）

[主治] 小儿天泡疮。

[方药] 大黄—两　五倍子五钱

[用法] 共研细末，用鸡蛋白调敷患处。

[来源简介] 宁乡县四区刘晓明同志介绍。

黄水疮（一方）

黄水疮外用方

[主治] 小儿黄水疮。

[方药] 铅粉三钱　枯白矾—钱　铜绿—钱

[用法] 研细，用香油调涂患处。

[来源简介] 张家口市医联会胡东樵同志介绍。

291

烂脐带（一方）

烂脐带外用方

[主治] 小儿脐带落后脐部溃烂。

[方药] 丝绵五钱

[用法] 烧灰研细，撒脐部，不久溃烂部干燥而愈。

[来源简介] 北京东四五条牛圈胡同三号曲祖贻同志介绍。据称此方本人用过很久，效果良好。如丝棉不

易找到，蚕茧去蛹烧灰亦可。

初生小儿小便不通（一方）

初生小儿小便不通内服方

[主治] 初生小儿小溲不通。

[方药] 青荷叶（干的亦可须用水浸透）一张　灯心三尺　干荔枝三枚

[用法] 用饭碗一个把荔枝放入，勿放水，将荷叶按碗口小五分剪成盖碟形，扣盖在碗里，再把灯心浸湿，围在荷叶与碗交口缝处，围绕数转，然后把碗放在锅内盖好锅盖蒸一小时，使盖上蒸气溜滴在碗内，取其碗内蒸汽水汁服之。设碗中无水，须将荷叶及灯心上水滴入碗内服之。两三茶匙下咽即小便通，大便利。

[来源简介] 湖北省江陵草市联合诊所彭茂林同志介绍。据函称此方屡用屡效，简易平稳。

小儿脱肛（一方）

小儿脱肛外用方

[主治] 小儿脱肛。

[方药] 蝉蜕三钱

[用法] 研极细末，调香油抹之。

[来源简介] 福建尤溪县林山同志介绍。选自《福

建省中医验方》（100 页），据称此方治小儿脱肛日久不收缩，经临床实验有效。

痱子（一方）

痱子外用方

［主治］夏日小儿感受暑热发生痱子。

［方药］丝瓜叶四两

［用法］捣烂取汁，搽皮肤上。

［来源简介］恽榛同志介绍。选自《江苏省中医秘方验方汇编第一辑》（69 页），据称搽上即消。

五、五　官　科

眼生云翳（一方）

眼生云翳外用方

[主治]　眼生云翳。

[方药]　细辛三分　木鳖子（不是番木鳖）二粒　麝香少许（凡新翳每料不超过五厘，老翳每料不超过一分）

[用法]　共研细末，瓷瓶装不令泄气。用新棉花包药末如豆大，塞于鼻孔中，左眼有翳塞右鼻孔，右眼有翳塞左鼻孔，隔二日二夜，更换一次。

[来源简介]　兰州市第二新村 39 号人民银行休养所万成同志介绍。据函称此方系其父（中医）生前的秘方之一。

暴赤眼（一方）

暴赤眼外用方

[主治]　暴赤眼（结膜炎）。

[方药]　黄连二钱　人乳适量

[用法]　将黄连捣碎，置干净杯中，加人乳漫过药，

盖好，放饭甑内蒸透取汁点眼。

[来源简介] 沈仲圭同志介绍。此方流传于杭州民间颇有功效。

烂眼睑（一方）

烂眼睑外用方

[主治] 烂眼边发痒年久不愈。

[方药] 鲜覆盆子

[用法] 捣汁涂敷烂眼边上。

[来源简介] 葛卓人同志介绍。

眼红肿（一方）

295

眼红肿外用方

[主治] 眼红肿流泪。

[方药] 黄柏三钱　人乳五钱

[用法] 将黄柏捣碎，用人乳浸透，取汁点眼内。

[来源简介] 山东临淄二区大铁佛村张鸿远同志介绍。

青光眼（一方）

青光眼外用方

[主治] 青光眼（眼球炎）。

[方药]酢浆草捣取液汁，与新鲜人乳混合。

[用法]在眼球发炎即起白点处，轻轻用灯心擦数下，滴上此液，过数小时，再做一次。

[来源简介]福建上抗南岗第一初级中学康伯林同志介绍。

夜盲症（一方）

夜盲症内服方

[主治]夜盲症。

[方药]石决明四钱　夜明砂四钱，研细末　猪肝六两

[用法]将猪肝用竹刀剖开，放药末于内，麻线缠紧，用米泔水于砂锅内煮熟，去药，临睡前半小时吃猪肝三五片。

296

[来源简介]宁乡县十一区中医代表介绍。

视物不清（一方）

视物不清内服方

[主治]眼病（视物模糊）。

[方药]羊肝一具　羊胆一具

[用法]用湿纸包裹，煨熟去羊胆，每次吃羊肝三四两。

[来源简介]阜成门外甘家口中纺部设计公司宿舍

十二楼 105 号张知非同志介绍。

聤耳（八方）

聤耳外用方（一）

［主治］各种耳流脓或流水疾患均有效。

［方药］枯矾一两　冰片一钱，以上共研细末

［用法］用棉花擦净耳中脓水后，将药末倒出约二分，倒入外耳道内，再用药棉缠竹签将药粉蘸敷在耳内。每日一次即可。

［来源简介］大冶钢厂医院五官科主任医师彭守和同志介绍。据其病例报告，观察 43 例，51 只耳朵，结果痊愈 29.5 例，35 耳，占总例数 68.6％，占总耳数 68.8％。其治疗速度，有其特有之优点，不少的病例一次即愈，一般的病例，经过两三次治疗，也都好了。

聤耳外用方（二）

［主治］聤耳（化脓性中耳炎）耳流脓水。

［方药］五倍子一个　明矾五分

［用法］取完整的五倍子将其一端锥一洞孔，将明矾研碎，装入五倍子内，以满为度，用微火烧枯，研成粉末。先将患处用食盐水洗净擦干，然后将药粉吹入（卷一细纸筒，一端装入一些药粉，另一端由旁人用口吹，把药吹在耳孔里），每日三次。

［来源简介］山东省汶上县四区郑村曹景雪同志介

绍。据其函称，三日即可治愈。

聤耳外用方（三）

[主治] 聤耳（即中耳炎）耳中流脓水。

[方药] 雄黄　硫黄　雌黄各等分，共研细末

[用法] 先把耳中脓水用棉花擦干净，然后卷一细纸筒，一端装入一些药末，另一端由旁人用口吹，把药吹在耳孔里。

[来源简介] 北京西郊百万庄寅十号春明同志介绍。据其函称他曾用过，效果很好。

聤耳外用方（四）

[主治] 耳朵流脓。

[方药] 猪胆一个　白矾末二钱

[用法] 用碗盛胆汁与白矾末混合放火旁烤干，研成面，敷耳孔里。

[来源简介] 峰峰市税务局栗美志同志介绍。据其函称他自己从幼小就患此病，一直到十七岁，经用此方，两次就痊愈了。

聤耳外用方（五）

[主治] 耳疖、聤耳初期病症，即中耳开始发炎，疼痛异常。

[方药] 元明粉一钱

[用法] 用五钱白开水将元明粉溶化，俟凉，每半小时滴耳内数滴，以药棉塞住耳口。

［来源简介］江苏常州西门外卜弋桥邮电支局张钟泽同志介绍。据其函称已有治验。

聤耳外用方（六）

［主治］聤耳。

［方药］黑鱼胆一个

［用法］将胆汁滴耳孔内。

［来源简介］大丰中学许一鹗同志介绍。

聤耳外用方（七）

［主治］耳内流脓肿烂。

［方药］鱼脑石（即石首鱼头骨内的两个骨块）一两

冰片末一钱

［用法］将鱼脑石洗净，放在沸水内煮十分钟，取出待干，用锡纸包好。在炭火中炙灰（不可用煤火），去锡纸，捣碎研末，再加入冰片研极细。用时先将耳内脓水弄净，敷入耳内，每日早晚两次。

299

［来源简介］上海东长治路 469 号方元龙同志介绍。据其函称此方很有效。

聤耳外用方（八）

［主治］聤耳。

［方药］紫草五钱

［用法］将紫草浸入香油内，俟香油变成红色时即得。用时可先以药棉球将耳内脓汁擦净，再用紫草浸好之油，滴入耳内几滴。

[来源简介] 湖北樊城邮电局陈国贤同志转来陈济苍同志介绍的单方。

鼻渊（二方）

鼻渊内服方

[主治] 鼻流浊涕臭水。

[方药] 苍耳子—钱五分炒　辛夷仁—钱五分　白芷—两
薄荷五分

[用法] 水煎，食后服。

[来源简介] 湖南省文史研究馆舒国华同志介绍。

鼻渊外用方

[主治] 鼻渊及聤耳（即慢性中耳炎）。

[方药] 川黄连—钱　炉甘石五分煅　冰片二分

[用法] 共研细末绢筛，调麻油。（1）治鼻渊：把鼻孔拭净用手指蘸药膏涂鼻孔内，早晚二次。（2）治聤耳：先将耳道内脓水拭净，再将此药膏涂耳内。

[禁忌] 预防感冒，禁烟酒刺激性食物。

[来源简介] 黑龙江通河县通河镇任介平同志介绍。据函称他用此药治疗自己及其他患者，都很快治愈，治鼻炎涂此药后鼻内分泌物增多，几日后即减少以至治愈，在治疗期中，如有鼻疬可加轻粉半分，研细加入。

鼻衄（三方）

鼻衄内服方（一）

［主治］鼻口失血。

［方药］血竭—钱　蒲黄—钱，炒黑

［用法］共研细末，热天用凉水冲服；冬天用松叶煎水冲服。

［来源简介］北京万寿南路冯丕承同志介绍。

鼻衄内服方（二）

［主治］鼻衄血。

［方药］栀子—两　藕节—两

［用法］水煎二茶杯，分二次服，四小时服一次。

301

［来源简介］福建长汀县郭伯林同志介绍。选自《福建中医验方》（108页），据称此方有凉血作用，鼻衄服之很有效验，大人可连服二次。

鼻衄外用方

［主治］鼻衄不止。

［方药］乌梅—粒　头发—团（要干净的）

［用法］共烧成灰，研成细末，卷细纸筒，一端装入药末，一端由旁人用口吹，把药吹入鼻中。

［来源简介］宁乡县一区欧阳奎同志介绍。

鼻息肉（一方）

鼻息肉外用方

［主治］鼻息肉。

［方药］麝香一分　铜绿四分　枯矾八分　胆矾六分
冰片五分

［用法］共研极细末，每次用少许，裹入棉花球中
塞入鼻孔，每天一次，连用两星期。

［来源简介］丁景襄同志介绍。选自《江苏省中医
秘方验方汇编第一集》（78页），据称在不知不觉中息
肉随喷嚏脱出，十有九效，无刺激，无痛苦。

302

白喉（三方）

白喉外用方（一）

［主治］白喉。

［方药］生鱼胆（用其胆汁，广东称生鱼，有的省
份称黑鱼）三个　梅片末三分

［用法］将生鱼胆汁与梅片末混合调匀，用小细棍，
一端裹上药棉蘸药汁涂擦患部，每日三次。

［来源简介］此方是何适同志介绍的。据其函称治
程不过两天便能痊愈。可谓既特效又价廉复易取，并声
明其它鱼胆用过无效。

白喉外用方（二）

[主治] 白喉。

[方药] 独头蒜一颗

[用法] 捣碎，敷阳溪穴上，起水泡即愈。如重时，针少商二穴出血（注：阳溪穴在手腕前桡侧两肌之间，离虎口后约二寸。将大指翘起凹陷处是穴。少商穴在手大指内侧离指甲根内角约二分处即是）。

[来源简介] 湖北省委组织部万中人同志送来。

白喉外用方（三）

[主治] 白喉。

[方药] 珍珠（人造的不能用）五粒如绿豆大　上等冰片三钱　枯矾五钱　盐硇砂四分

[用法] 将珍珠用砂锅焙黄、研极细，其它三药也均各研细面，然后再混合研极细。如治火盛喉痛去硇砂，加牛黄二分，制法同。用时将药面吹到患处。

303

[来源简介] 北京西四敬胜胡同一号程烈勋同志介绍，据称此方经验多年效果极好，吹药半日内即起边，两日内即白膜脱落。

喉痛（七方）

喉痛内服方

[主治] 喉头肿痛。

[方药] 桦树皮一两

［用法］熬水徐徐服用。

［来源简介］贵阳市东路十八号杨天祥同志介绍。

喉痛外用方（一）

［主治］暴发咽喉肿痛破烂，不能饮食，及小儿一切口疮、牙疳、白口糊等。

［方药］薄荷五钱　人中白五钱　朱砂二钱半　硼砂五钱　雄黄六钱　冰片一钱　白矾一两五钱

［用法］研细末，吹敷患处。

［来源简介］北京市宣外南横街小川浣甲八号宁茂同志介绍祖传秘方。

喉痛外用方（二）

［主治］扁桃腺炎，喉头炎，急性喉粘膜炎。

［方药］皂角刺三钱或五钱　好米醋一中杯或一大杯

［用法］同煎，仰首含漱。

［来源简介］北京铁道部统计处，樊华南同志介绍。据其函称，皂角刺含石碱紫，但与醋并不中和。

喉痛外用方（三）

［主治］双单鹅喉症。

［方药］鼻涕虫（用瓦焙干研末）五分　梅片二分　灯草灰五分

［用法］共研极细末，吹喉部患处。

［来源简介］梧州市中医师公会会员陈九龙同志公开的经验药方。

304

喉痛外用方（四）

[主治] 咽喉脓肿。

[方药] 威灵仙五钱

[用法] 将威灵仙用第二遍淘米的泔水捣烂，以纱布拧取汁，含漱喉部，即破。

[来源简介] 宁乡县十一区中医代表介绍。

喉痛外用方（五）

[主治] 乳蛾。

[方药] 红苋菜根一两

[用法] 烧灰，用吹喉器或以白纸卷细筒吹入喉中。

[来源简介] 宁乡县一区欧阳奎同志介绍。

喉痛外用方（六）

305

[主治] 喉中双单蛾肿。

[方药] 冰片一钱　枯矾三钱　硼砂三钱，上锅化开　人中白三钱，放炭火上煅出味为止

[用法] 共研极细面，装瓷瓶内。用细管吹入喉中。

[来源简介] 哈尔滨医科大学第一附属医院周锡珊、姜中毅二同志介绍的多年经验方。

失音（一方）

失音内服方

[主治] 失音（声带损伤）。

［方药］公鸡心七个

［用法］将公鸡心七个焙黄研细分做七包，第一次服一包，第二、三次各服三包，都用热黄酒冲服。服药后发汗，不愈连服。

［来源简介］宁河县北埋珠乡北埋珠村李树荣同志介绍。据其函称亲见一人连服两料即豁亮地说出话来。

口舌疮（一方）

口舌疮外用方

［主治］口舌疮（口腔炎）。

［方药］马蹄决明子一两

［用法］煎浓汤一碗，滤过去渣，待冷频频含漱。

306

［来源简介］叶玉峰同志介绍。选自《江苏省中医秘方验方汇编第一集》（14页），据称二日即可见效。

牙疳口疮（一方）

牙疳口疮外用方

［主治］牙疳口疮。

［方药］薄荷五分　儿茶一钱　人中白三钱　川连一钱　青黛一钱　花粉一钱　冰片一分　雨前茶五分　牛黄二分　珍珠二分　甘草五分　白硼砂一钱

［用法］共为细末，先以茶水拭净患处，然后敷此

药末。

[来源简介] 辽宁省复县复州镇北街联合诊疗所张会仁同志和他父亲张云洲老先生共同介绍的多年经验方。

牙痛（三方）

牙痛内服方

[主治] 预防牙痛及脱牙。

[方药] 白毛乌骨鸡一只　蔓荆子四两

[用法] 不加盐，用白水煮熟吃。

[来源简介] 北京卫生局疗养院第三修养所所长郭秀亭同志介绍。

牙痛外用方（一）

[主治] 风火虫牙痛。

[方药] 细辛末一钱　高良姜末一钱　荜茇末一钱

[用法] 放容器内，加入白酒，须漫过药末，浸七日，压榨过滤取汁，贮于瓶中盖紧。用时以小棉球蘸药水搽痛处，并用痛牙咬紧棉球。每日数次。

[来源简介] 中药研究所王药雨同志介绍，据称此方疗效很好。

牙痛外用方（二）

[主治] 止牙痛。

　　〔方药〕雄黄一两　火硝三钱　冰片二钱　蟾酥五分
麝香二分

　　〔用法〕共研极细末，瓶贮。每用二分以烧酒调成
糊，抹患处，如口水过多外唾勿咽。或用酒精浸一星
期，过滤，再加樟脑精少许，装瓶，用时以脱脂棉蘸点
患处。

　　〔来源简介〕河北省南口交通大街一〇九号吴越尘
同志介绍。

六、急　救

急救砒毒（一方）

急救砒毒内服方

[主治] 解砒毒。

[方药] 防风一两

[用法] 研细末，用冷开水三杯调服。

[来源简介] 广东梅县卫生学校张智仁同志及河北良乡二区魏各庄诊所王茂林同志介绍。

309

急救杏仁中毒（一方）

急救杏仁中毒内服方

[主治] 杏仁中毒。

[方药] 老杏树根皮二至四两

[用法] 用水熬汤喝，中毒严重者，可多喝。

[来源简介] 北京中医进修学校七班学员韩悟常同志介绍，原方是梁千祥中医传的。